现代产科疾病处置精要

蒋 永◎著

黑龙江科学技术出版社
HEILONGJIANG SCIENCE AND TECHNOLOGY PRESS

图书在版编目(CIP)数据

现代产科疾病处置精要 / 蒋永著. -- 哈尔滨：黑龙江科学技术出版社，2022.11

ISBN 978-7-5719-1681-7

Ⅰ. ①现… Ⅱ. ①蒋… Ⅲ. ①妇产科病-诊疗 Ⅳ. ①R71

中国版本图书馆CIP数据核字(2022)第206352号

现代产科疾病处置精要

XIANDAI CHANKE JIBING CHUZHI JINGYAO

作　　者　蒋　永
责任编辑　单　迪
封面设计　邓姗姗
出　　版　黑龙江科学技术出版社
　　　　　地址：哈尔滨市南岗区公安街70-2号　邮编：150007
　　　　　电话：（0451）53642106　传真：（0451）53642143
　　　　　网址：www.lkcbs.cn
发　　行　全国新华书店
印　　刷　山东道克图文快印有限公司
开　　本　787mm × 1092mm　1/16
印　　张　10.75
字　　数　251千字
版　　次　2022年11月第1版
印　　次　2022年11月第1次印刷
书　　号　ISBN 978-7-5719-1681-7
定　　价　128.00元

前 言

妇产科是一个病情瞬间多变的高风险专业，尤其是产科，维系着母子两条性命，关系着优生优育的国策。因此，作为一名产科医生，不仅需要有扎实的理论知识，更需要有丰富的临床经验，要具备随时应付各种危急情况的应变能力。而后者对于低年资的住院医师而言，非一日之功，他们迫切希望能拥有一本可以随身携带、快速查阅的参考用书。

随着医学科学的迅猛发展，医疗新技术、新方法不断涌现，产科疾病的临床诊疗方案也在不断更新。为适应临床所需，本书介绍了临床常见产科疾病，包括：病理妊娠、异常分娩、妊娠合并内外科疾病以及产科急症等，对其病因、临床表现、辅助检查、诊断要点和治疗方法等内容进行了系统的归纳与介绍。既有长期临床工作的宝贵经验，又吸收了大量国内外研究成果，内容丰富，实用性强。可满足产科临床医师业务素质提高的要求，适合各级产科医师阅读参考。

尽管编者们希望本书能收入最实用、最前沿的产科诊疗知识和技术，但在医学知识日新月异的今天，编撰中仍然会存在一些不足之处，望同道们不吝赐教。

编 者

目 录

第一章　产前筛查及出生缺陷的预防

第一节　产前筛查

一、血清学筛查

(一)母体血清甲胎蛋白与神经管缺损筛查

Brock 于 1972 年首次提出通过测定母体血清和羊水中的甲胎蛋白(AFP)对开放性神经管缺陷进行筛查和诊断。不同人群中神经管缺陷的发病率差异相当大,90%～95%的神经管缺陷病例出现在家族史阴性的家庭中。因此,开展筛查是防治神经管缺损的重要措施。

1.母体血清 AFP

(1)母体血清 AFP 的来源:AFP 是一种大分子蛋白质,其分子量约为 70000 道尔顿,主要在卵黄囊、肝脏和胃肠道合成。在孕早期(4～8 孕周),AFP 由卵黄囊和肝脏产生;卵黄囊退化后,AFP 则主要在胎儿肝脏合成。羊水中的甲胎蛋白主要来源于胎儿尿液。母体血清中的 AFP 主要通过胎盘跨膜运输来源于羊水 AFP 和胎儿血清 AFP,通过羊膜腔跨膜运输而来的 AFP 仅占其中的 6%。因此,羊水中稍有微量的胎儿血污染,母体血清 AFP 浓度就会明显升高。

母体血清 AFP 在孕早期开始升高。随着孕周增加,母体血清中 AFP 会进一步升高,直至 30～32 孕周;此后其浓度随孕周增加而降低。在开放性神经管缺损的情况下,AFP 从胎儿体内大量漏出,羊水 AFP 含量显著增高,从而使得母体血清中的 AFP 浓度显著升高。

胎儿血清甲胎蛋白于 10 到 13 孕周升高达顶峰,14 到 32 孕周呈指数下降,而 32 孕周后下降速度最明显(A)。羊水甲胎蛋白浓度于 12 到 14 孕周到高峰,然后稳定下降,到分娩几乎不能被测到(B)。母体血清甲胎蛋白浓度远比羊水的低,其最高峰出现于 28 到 32 孕周之间,然后逐渐下降(C)。母体血清甲胎蛋白浓度在 13 到 32 孕周之间的变化与胎儿血清和羊水的相反,主要原因是随着孕期的增大,胎盘对胎儿蛋白的渗透性增高

(2)影响母体血清 AFP 变化的因素:AFP 浓度变化受多种因素的影响,主要包括孕妇体重、孕妇健康状况、多胎妊娠及种族等。

孕妇体重对母体血清 AFP 浓度影响较大。孕妇体重大,其血浆量就大,可以将 AFP 稀释。因此,在计算时如果不考虑孕妇体重对 AFP 的影响,可能会低估神经管缺陷的风险。

患胰岛素依赖性糖尿病孕妇的血清 AFP 值仅相当于正常对照组的 60%,而这些孕妇生育先天性神经管缺损胎儿的风险比正常对照组的高出 10 倍以上。在没有经过生物统计以纠正这一因素的情况下,很可能漏掉相当部分真阳性病例。应该注意,妊娠性糖尿病不会影响母体血清 AFP 的变化,因此,不需要将之作为纠正因素。

黑人孕妇的血清 AFP 比白种人高出 10%～15%，但神经管缺损在黑人中的发病率比白种人低。据研究，东方人种孕妇的血清 AFP 比白种人稍高，但西班牙人孕妇的血清 AFP 较低。因此，对种族因素的统计纠正可以提高筛查的准确性。

多胎妊娠可能使血清 AFP 倍增。

(3)母体血清 AFP 中位值倍数及其意义：通常把实验室 AFP 测定值换算成中位值倍(MoM)来表示母体血清 AFP 浓度。MoM 是指所测定的血清 AFP 值与正常年龄对照组孕妇血清 AFP 中位数之比，并以倍数表示。例如，一位 29 岁的孕妇在 17 孕周测得的血清 AFP 浓度为 198ng/mL，而同一地区里 29 岁正常孕妇在 17 孕周时的血清 AFP 浓度中位值是 65ng/mL，那么，此孕妇血清 AFP 浓度是(198ng/mL)/(65ng/mL)，那么，此孕妇血清 AFP 浓度是(198ng/mL)/(65ng/mL)＝3.05MoM，其结果是血清 AFP 升高。

如上所述，种族是 AFP 变化的影响因素之一，因此，不同群体中不同年龄组孕妇的血清 AFP 浓度中位数会不一样。同一实验室筛查的病例数越多，得到的中位值倍数就越准确，对神经管缺损的诊断率就越高。

为了最大限度地提高患者的检出率，应该尽量降低假阳性率。目前通常将 2.0MoM 或 2.5MoM定为筛查阳性与阴性的分界值。以 2.0MoM 为分界，约有 5%筛查对象的筛查结果为阳性；若以 2.5MoM 为分界，阳性率就降为 4%左右。通过排除胎龄错误，死胎或多胎等，并作羊水 AFP 的测定，最后证实羊水 AFP 升高的仅占母体血清 AFP 阳性病例的 1/15。母体血清 AFP 筛查敏感度高，可以检测 80%～90%的开放性脊椎裂以及 90%以上的无脑儿。此外，这种筛查方法也可以检测 75%～90%的开放性腹壁裂。对于闭合性神经管缺损，由于母体血清 AFP 水平通常不升高，故没有应用意义。

尽管在孕早期就能被检测出 AFP 来，但 AFP 中位值的准确测定只限于在 14～21 孕周进行。通过测定孕妇血清 AFP 对神经管缺损进行筛查的最佳时间是 16～18 孕周。

其他能使母体血清 AFP 升高的原因，还包括低估胎龄、多胎妊娠、死胎、先天性肾病、多囊肾、泌尿道阻塞，食道闭锁、十二指肠梗塞，畸胎瘤、水囊状淋巴管瘤、胎儿皮肤病、羊水过少、胎盘异常、孕妇肿瘤以及多种胎儿染色体异常等。在分析结果时应加以注意。

2.对母体血清 AFP 升高病例的处理

由于母体血清 AFP 变化受多种因素的影响，当母体血清 AFP 升高时，必须通过不同的方法加以鉴定。

低估胎龄是母体血清 AFP 筛查结果升高的最常见原因，约占病例的 40%，故应注意胎龄的准确性。以超声波测定得到的胎龄最准确，并通常通过测量双顶径(BPD)来确定。

对血清 AFP 值为 2.00～2.99MoM 的孕妇应再作一次血清测定。通过第二次血清 AFP 测定，既可以再次肯定阳性，又可以将约 30%～40%的假阳性病例排除，降低假阳性率。第二次检测结果正常者，不需作任何实验室随诊检查。

当母体血清 AFP 超过 3.0MoM 或第二次检测结果超过 2.0MoM 时，通常主张作高分辨超声波扫描，特别注意观察脊椎裂、无脑儿或其他胎儿畸形，同时作羊膜腔穿刺作羊水乙酰胆碱酯酶的测定。对超声波扫描结果有怀疑或羊水 AFP 超过 2.0MoM 的病例,主张一律作羊膜腔穿刺:以进行乙酰胆碱酯酶测定及染色体核型分析。

对个别确诊为神经管缺损且孕妇愿意继续妊娠的病例(通常是微缺陷且估计能通过产后手术修复的病例),必须设计好继续妊娠的处理方案,妥善做好妊娠期和产后对胎儿或新生儿的处理,并要向孕妇解释神经管缺损再发风险及其预防方法。

(二)中孕期母体血清筛查与染色体异常

21－三体综合征是最常见的染色体疾病之一,其发生与孕妇年龄有密切的关系,35 岁以上孕中期 21－三体综合征妊娠的风险率达 1/270。然而,由于 35 岁以上的孕妇毕竟占少数,21－三体胎儿主要出生于 35 岁以下年龄组的孕妇,对于平均年龄较小的中国孕妇来说尤其如此。

单纯以 35 岁年龄界线作为产前诊断的指征只能将 20%～30%的 21－三体综合征诊断出来,产前诊断方法(如羊膜腔穿刺及绒毛取样)引起的流产风险较高,加上在孕妇中普及产前诊断检查的经济效益差,所以,很有必要先将 21－三体高风险孕妇从群体中筛查出来,然后再做诊断性的产前检查。

Merkatz 等在 1984 年证实母体血清 AFP 水平的降低与 21－三体有密切的关系,随后 Knight 等于 1989 年期间证实可以利用测定母体血清甲胎蛋白(MsAFP)将 21－三体检测出来。此后,不少研究证明将 AFP 与其他生化指标结合起来,如人类绒毛促性腺激素(hcG)和游离性雌三醇(uE3),将显著提高 21－三体综合征的产前检出率,这就是所谓的"三联筛查"。通过测定中孕期(通常为 14～21 孕周)母体血清生化指标对 21－三体综合征进行筛查,随后对阳性结果者作诊断性的胎儿染色体分析,已成为当今产科的常规孕妇检查项目。近年来,我国部分地区也逐步开展了对 21－三体"筛查—诊断"项目。

1.21－三体母体血清筛查

与利用母体血清 AFP 对神经管缺损进行筛查一样,在利用母体血清 AFP,hcG 和 uE3 进行 21－三体筛查时,其风险率的计算也要以 MoM 值来表示。在此基础上结合影响 AFP 的其他因素进行综合性纠正分析,最后得到妊娠 21－三体综合征的风险率。这一分析过程复杂,必须使用有关电脑软件进行复杂的生物统计学处理。必须指出,这只是一种筛查方法而绝对不是一种诊断性的方法。通过筛查得出的"高风险"或"筛查阳性"结果,只说明"有可能"是 21－三体,而且这种可能性非常低,其阳性预告值通常在 5%左右。筛查结果"阴性"也不能绝对性地排除 21－三体。

通常,21－三体时的 AFP 和 uE3 值均降低(一般分别低于 0.6MoM 和 0.55MoM),而 hcG 明显升高(一般为 2.0MoM 以上),即所谓"两低一高",其中以后者的敏感性最大。目前大多数产前诊断中心都以风险率为"1∶270"作为分界值(cutoff)来决定筛查结果的"阳性"与"阴性"。如果风险率等于或大于 1∶270,称筛查阳性或高风险,否则为阴性或低风险。必须建议筛查阳性者进行产前胎儿染色体核型分析。

采用不同的分界值会直接影响 21－三体的检出率,分界值的提高可以降低筛查的原始阳性率(IPR),从而减少进行胎儿核型分析(即羊膜腔穿刺)的病例,但会相应地降低对21－三体的检出率。

母体血清筛查所用的生化指标的种类直接影响21－三体的检出率。单独使用MsAFP作为筛查指标,并以1∶270作为分界值,只能检出35岁以下孕妇中25%的21－三体综合征胎儿。如果同时测定MsAFP、hcG和uE3同样也使用1∶270作为分界值,21－三体检出率可达60%～65%。目前已有增加使用抑制素A或者用游离β－hcG代替hcG的四联筛查方案,并证实可以提高21－三体的诊断率。

2.中孕期18－三体母体血清筛查

在对21－三体进行筛查的同时,也可以将18－三体检出。与正常对照组相比,18－三体阳性的AFP,hcG和uE3三者都降低(即所谓"三低"现象),通常分别为AFP≤0.75MoM,hcG≤0.55MoM,uE3≤0.60MoM。与21－三体筛查一样,也建议对18－三体母体血清筛查结果进行生物统计处理。得出的风险率为1/15或更高,则称为18－三体筛查阳性或称18－三体高风险,是羊膜腔穿刺的指征。通过母体血清"三联筛查",可以将60%～70%的18－三体检出。由于神经管缺损和腹壁裂都可以使AFP明显升高,在同时存在18－三体时(此情况的出现极少见),可能会掩盖18－三体的阳性结果,应该引起注意。

除能够提高21－三体和18－三体的检出率外,母体血清筛查还可以提高对三倍体的检出率,但其敏感性尚不清楚。

3.21－三体筛查高风险结果的处理和发展方向

(1)母体血清筛查21－三体高风险结果的处理:与利用母体血清对开放性神经管缺损进行筛查一样,对21－三体筛查结果阳性的分析也首先要考虑到胎龄正确与否。对于筛查结果阳性(即超过分界值)而通过月经周期推算胎龄的病例,都必须使用超声波再次测定胎龄。同时需要在不同的情况下作不同的处理:经再次确定胎龄后,发现超声波胎龄与原来由月经推算所得胎龄相差10天以上者,如果血清筛查抽血时的胎龄低于15孕周,必须待胎龄为16或16以上孕周时再次抽血复查。如果胎龄等于或超过15孕周,就必须使用超声波测定所得到的胎龄重新计算从而得出准确的21－三体风险率。对筛查结果阳性且超声波胎龄与原来的月经推算胎龄相差少于10天者,则不需要重新计算。

由于18－三体通常会出现宫内发育不全,所以胎龄纠正对18－三体的筛查风险率计算意义不大。

提供遗传咨询和羊膜腔穿刺作胎儿染色体核型分析,是对21－三体筛查阳性病例进一步处理的措施。在21－三体筛查阳性并且羊水核型分析发现染色体异常的病例中,属非21－三体综合征的染色体异常可高达50%,其中以染色体结构异常最常见。在给患者进行遗传咨询时必须作有关的解释。

除可评估染色体异常之外,母体血清筛查还能评估其他的妊娠异常。血清AFP升高可能是流产、早产,低体重或妊娠子痫等高危妊娠的预兆,而hcG水平升高也可能与死胎或新生儿死亡、早产、低体重以及妊娠子痫有关。此外,当胎儿患有某些单基因遗传病,如X－连锁干皮病时，母体血清 uE3 会明显降低甚至测不出来。有学者曾于 2000 年 1 月发现一例 X－连锁干皮病产前诊断病例：孕妇(18 孕周)母体血清筛查发现血清 uE3 仅为 0.04ng/mL，后来发现孕妇有 X。连锁干皮病的家族史，通过对孕妇外周血和胎儿羊水细胞进行 FISH 检测，胎儿为男性，FISH 检查结果发现 X－连锁干皮病位点缺失，故确诊为干皮病患者。母体血清 uE3 明显降低，也应考虑到 Smith－Lemli－Opitz 综合征的可能性。

(2)21－三体筛查的发展方向：孕中期 21－三体的母体血清筛查已发展为发达国家中产科常规的检查项目。在此基础上，今后对 21－三体的筛查会沿着三个方向发展：补充使用孕中期新的生化标志以达到提高 21－三体检测率的目的：孕早期生化标志的研究与使用，可使 21－三体在孕早期就被检测出来。母体尿液生化指标或母体外周血胎儿细胞检测的运用。

1)孕中期生化指标的补充：如上所述，AFP，hcG 和 uE3 是目前最常用的孕中期 21－三体母体血清筛查的生化标志。已证实抑制素 A 是孕中期筛查的一个新的理想生化标志，可以将 21－三体的检出率提高 10%。然而，生化指标的选用必须遵循一定的原则，这包括：能提高 21－三体检测率(即敏感性)；提高检测的特异性，从而减少创伤性、高费用的诊断性检测(如羊膜腔穿刺和绒毛取样)；允许早期检测异常胎儿；使筛查技术简单化或得到改善。

2)孕早期 21－三体筛查：孕早期(即第一孕期)对 21－三体的筛查有其优越性，其中主要是在阳性结果的情况下，可以通过绒毛取样进行诊断性的检测，早期中断异常妊娠。早期中断妊娠比中期人工流产容易而且安全。因此，目前已有部分国家和地区有目的地开展试验性的孕早期 21－三体筛查。

孕早期 21－三体母体血清筛查；不是所有生化标志的孕早期筛查都能将 21 三体准确地检测出来，uEJ 和抑制素 A 就是其中的例子。目前认为，适用于孕早期筛查的生化标志是游离 DhcG 和妊娠相关血浆蛋白 A(PAPP－A)。最近已有将胎儿超声波检测结果，特别是胎儿颈背透明物(NT)大小的测定，与母体血清生化指标相结合对 21－三体进行孕早期检测，其检测率可高达 90%。这同时也提高了其他染色体异常的检测率。但是，要达到超声波对 NT 的准确检测要求，必须严格的操作人员培训和高质量的超声波仪器。此外，最近 Wald 等还提出将孕早期和孕中期筛查结合起来，以利于提高 21－三体的检出率。

母体外周血胎儿细胞染色体检测：已有报道在孕早期通过细胞富集方法将游离于母体外周血的有核胎儿红细胞提取出来，然后使用分子遗传检测方法检测常见的染色体异常(如 21－三体、13－三体、18－三体和性染色体数目异常)。但这种方法的推广使用仍然需要更多的研究。

3)母体尿液生化指标：通过母体尿液生化指标的检测对 21－三体进行筛查，具有无损害，取样方便简单、生化指标稳定和运送保存方便等优越性。目前能使用于 21－三体筛查的尿液生化指标主要是 β－hcG，也称为尿促性腺激素肽(UGP)。有报道将孕妇年龄与 UGP 结合使用，可以将大约 80%的 21－三体检测出来。虽然尿液生化指标 UGP 的使用有其优越性，但是，由于尿液样本不适用于开放性神经管缺损的检测，故 UGP 的使用受到一定的限制。孕妇指血的采集同样具有尿液标本的大部分优越性。将指血滴于滤纸片上形成干血斑以代替静脉抽血标本，同样可以用于21－三体或开放性神经管缺损的筛查。这种方法目前已在少数几个诊断中心里研究性使用。

4)母体血清21－三体筛查方法改进：目前有多种不同的母体血清21－三体筛查方法，方法及其试剂盒的选用均根据不同诊断中心的条件和兴趣而定，但其中都夹杂了很多经济利益因素。检测方法根据试剂盒性质而定，但以放免和酶免为主，而且逐渐倾向电脑自动化操作。各有关具体实验室操作程序大同小异，可以参照有关厂家产品说明书。在此不作详细阐述。

母体血清筛查所选用的生化标志，在各诊断中心有不同的选择，所设计的策略也会不一样。实验室应该根据各地不同的人群特点设计不同的筛查方案，以期收到更好的经济效益。

二、无创DNA筛查

既往人们为了在高危孕妇中发现染色体异常的胎儿，达到避免其出生的目的，常运用三种手段取采集孕妇的细胞：羊水穿刺、胎儿绒毛细胞采取、胎儿脐静脉血采取。这些手段均有创伤，引起大约1%的流产率。很多孕妇对此有一定的抗拒性。因此，有学者探索采用孕妇血液发现染色体异常胎儿的可能性。

1997年香港中文大学卢煜明发现，母体外周血中存在游离胎儿DNA，大概在孕4周的时候含量很少，孕8周的时候明显增多，随孕周增加稳定存在，浓度3%～13%，被认为主要来自胎盘，并在分娩后数小时内从母体血液中清除。母体血中存在的胎儿游离DNA，为无创DNA检测提供了理论基础。他的这个发现就发表在1997年的“柳叶刀”杂志上。

DNA产前检测技术仅需采取孕妇静脉血，利用新一代DNA测序技术对母体外周血浆中的游离DNA片段(包含胎儿游离DNA)进行测序，并将测序结果进行生物信息分析，可以从中得到胎儿的遗传信息，从而检测胎儿是否患21－三体综合征(唐氏综合征)，18－三体综合征(爱德华氏综合征)、13－三体综合征(帕陶氏综合征)三大染色体疾病。

本项技术于2011年在国内相关医院进行了临床试验。试验是按照国际标准设计与执行的。利用贝瑞和康自主研发的无创DNA产前检测平台，对来自于国内医院和相关保健院的2236例门诊随机样本进行母体外周血中游离DNA的深度测序，并结合生物信息学分析的方法，对游离DNA中包含的胎儿片段信息进行定量分析并对其遗传状态做出判断。本次临床试验的结果显示，无创DNA产前检测技术对于孕12周以上胎儿的三大染色体非整倍体疾病(21－三体综合征、18－三体综合征和13－三体综合征)的准确率接近100%，假阳性率为0.05%。

(一)原理

母体血中含有游离的胎儿DNA，几乎全部来自胎盘的滋养细胞；孕4周母血中就有少量，8周含量上升并且持续存在，含量为3%～13%(甚至更高)。这成为无创DNA检测的基础。

(二)特点

只用采取孕妇约5mL血液，大大减少有创检查，缓解目前产前检查的巨大压力，缓解孕妇的恐惧心理；准确率高达99%以上，假阳性率非常低，为0.05%～0.1%，非常可靠；假阴性率也很低，为0～13.04%，进一步提高了我国出生缺陷的防治水平；以往的血清学筛查主要是筛查

21－三体、18－三体，而无创 DNA 在此基础上，也能筛查 13－三体和性染色体异常等疾病；不受年龄和孕周影响，早孕和中孕均可以进行；IVF 孕妇也可以做。

(三)定位

目前国内绝大多数专家都认同：基于二代测序的胎儿游离 DNA 检测技术，应该明确定位于 21－三体、18－三体、13－三体及部分性染色体异常的产前筛查领域，可以称为“近似于诊断的筛查”。

2012 年 12 月专业委员会会的意见是：无创 DNA 不应该作为常规的产前实验室评估手段，但是应该是经过初筛高危孕妇咨询时的一种选择；无创 DNA 不应该对低危人群或多胎妊娠进行，因为上缺乏此类人群检测效果的评估数据。

2012 年 11 月 20 日，美国妇产科学会(ACOG)与美国母胎医学会(SMFM)共同发表委员会指导意见：按照以下适应证，可推荐无创 DNA 产前检测作为非整倍体高危人群的初筛检测：母亲年龄超过 35 岁；超声结果显示非整倍体高危；生育过三体患儿；早孕期，中孕期或三联筛查、四联筛查呈现非整倍体阳性结果；父母为平衡罗伯逊易位，并且胎儿为 13－三体或 21－三体高危。

该声明说明在美国妇产科界已经形成行业共识，明确支持无创 DNA 产前检测可用于高龄、高危人群的初筛，预示着国际上将在无创 DNA 产前检测领域向前迈进一大步。

(四)适用人群

高龄(年龄≥35 岁)，不愿选择有创产前诊断的孕妇；孕早、中期血清学为高风险，或者单项指标值改变，不愿做有创产前诊断的孕妇；孕期 B 超胎儿 NT 值增高或其他解剖结构异常，不愿选择有创产前诊断的孕妇；不适宜进行有创产前诊断的孕妇，如病毒携带者、胎盘前置、胎盘低置、羊水过少，RH 血型阴性、流产史、先兆流产或珍贵儿等；羊水穿刺细胞培养失败不愿意再次接受或不能再进行有创产前诊断的孕妇；希望排除胎儿 21－三体、18－三体、13－三体综合征，自愿选择行无创产前检测的孕妇；对产前诊断有心理障碍的孕妇。

(五)社会意义

我国为出生缺陷的高发国，在每年约 1600 万的新生儿中，先天性致愚致残缺陷儿占每年出生人口总数的 4%～6%，总数高达 120 万，占全世界每年 500 多万出生缺陷儿童的五分之一。我国政府每年支付 82 亿元左右的经费用于 21－三体综合征患儿的医疗和社会救济，存活下来的出生缺陷儿多为终身残疾或智力障碍，无法治愈，由此给社会造成了严重的经济负担，对家庭造成的心理负担和精神痛苦更是无法用金钱来衡量。无创 DNA 产前检测技术的临床应用会为我国出生缺陷儿的产前检测做出极大贡献。

(六)检测时间

无创 DNA 检测的最佳检测孕周为 12～24 周。一般而言，当怀孕 12 周以上时，可以利用该方法进行 21－三体综合征的筛查。而在孕周低于 12 周时进行检测，会因外周血中胎儿 DNA 浓度过低而达不到检测要求。

第二节 出生缺陷的预防

一、遗传病群体普查与登记

为了预防遗传病的发生，控制其在群体中的流行，首先要对某一地区的人群进行遗传病的抽样普查，明确该地区内遗传病的种类，遗传方式，遗传异质性危害程度及其患者数量等情况，然后利用这些数据计算出各种遗传病的发病率，基因频率、携带者频率和突变率等。并对遗传病患者进行详细的登记，便于进一步观察、研究与优生指导。

普查的选点要有代表性。应包括城市、农村、山区等不同特点的人群。普查应包括该地区人口的1%～10%，至少包括10万人口。

普查要有专业性队伍，其中包括临床各科的医生和医学遗传学专业人员。在此基础上，建立三级普查组织系统。

普查时，对遗传病的诊断要建立统一的方法和标准，设计简要的遗传病筛查表。

在普查的基础上，应对所发现的严重遗传病患者进行登记。登记的内容应力求全面、真实，以便为有效地控制这些遗传病在该地区的流行和进一步的研究提供信息。登记内容应包括：

(一)个人病史

包括姓名、性别、年龄、民族，籍贯，现住址、职业、身高，体重，何时迁入本地和出生地。所患疾病名称、开始发病年龄、病程进展情况、受累器官、受累程度。诊断依据包括临床表现、面貌和体征的特殊变化，感觉和运动能力的改变、行为改变、语言障碍，智力水平，血和尿的改变，X线的改变、酶活性的改变、染色体改变以及其他的主要改变。

(二)发育史

包括出生日期，出生时父母亲年龄，父母是否近亲结婚，分娩方式，第几胎、第几产，母亲妊娠期是否服药，感染，射线接触史或烟、酒嗜好，有否产程困难、窒息，出生时体重以及婴儿期和儿童期发育障碍等。

(三)婚姻和生育史

包括配偶姓名，性别、年龄，民族、籍贯、职业，何时迁入本地、与本人是否为直系亲属、身高、体重、健康状况，结婚时双方年龄，共妊娠次数、生育次数、子女数、子女现在年龄和健康状况，曾否有过自发流产、早产、死产、人工流产等，如果是再婚，应将以前的婚姻和生育情况按上述各项记录。

(四)亲属病情

包括父母年龄，职业、籍贯，是否近亲结婚，所患疾病名称、开始发病年龄、病程进展情况、器官受累程度等。同胞数(包括患者和正常者)，患者数，所患疾病名称、开始发病年龄，病程进展情况、器官受累程度，婚姻状况、生育状况及子女数和健康状况，二、三级亲属的人数、居住地区、健康状况等。

(五)系谱绘制

在全面调查的基础上,对患者的各家系绘制一个系谱图,进行分析研究。对亲属中的患病者,应将通信地址进行登记,以备查询或随访。

二、新生儿筛查

新生儿筛查是对已出生的新生儿进行某些遗传病的症状前的诊断,是出生后预防和治疗某些遗传病的有效方法。进行新生儿筛查的这些疾病发病率高,危害大,早期治疗可取得较好的疗效。有些国家已将此项措施列入优生的常规检查,可筛查的病种已达 12 种,我国列入筛查的疾病有 PKU、家族性甲状腺肿和 G6PD 缺乏症(南方)。

(一)新生儿筛查一般是用静脉血或尿作为材料

血样的采集是在出生后 3～4 天,从足跟部采血用滤纸吸全血,形成血斑。尿样的采集是在新生儿的尿布中夹着滤纸或直接收集新鲜尿液 1～2mL。

(二)新生儿筛查方法的举例

1.用细菌抑制法筛查苯丙酮尿症

枯草杆菌对 β—噻吩丙氨酸敏感,将枯草杆菌与琼脂相混,并将 β—噻吩丙氨酸加入平皿中,将印有血斑的滤纸用打孔机打下的 3～6mm 直径小片,放置于琼脂上,每个平皿中放置多个小片,在 37℃温箱中培养 24 小时,只在血中苯丙氨酸升高的血斑滤纸周围,才能看到枯草杆菌在苯丙氨酸、苯丙酮酸、苯乙酸含量高的情况下形成增生环,与平皿中央的标准相比较即可知其含量,从而做出诊断。

2.嗜菌体抗性检测法筛查半乳糖血症

将半乳糖通路阻断的大肠埃希菌与琼脂相混加入平皿中。在半乳糖存在的情况下,这种细菌对嗜菌体溶解有抗性,血斑滤纸小片周围细菌生长的情况与血中半乳糖的含量成正比,依此可做出判断。

3.用血斑滤纸的提取液

以 ELISA 法测定 T_4 和 TSH,可予以确诊并开始治疗。

三、遗传携带者的检出

遗传携带者是指表型正常,但带有致病遗传物质的个体。一般包括:AR 遗传病杂合子;AD 遗传病的迟发和不完全显性者;染色体平衡易位携带者。遗传携带者检出就是为了预防某些发病率高的遗传病在群体中的发生,采用经济实用,准确可靠的方法检出遗传携带者后进行婚姻生育指导,达到预防遗传病的目的。

遗传携带者检出对遗传病的预防具有重要意义。因为人群中,虽然许多 AR 遗传病的发病率不高,但杂合子的比例相当高。例如,苯丙酮尿症的纯合子在人群中如为 1∶10 000,携带者(杂合子)的频率为 1∶50,为纯合子的 200 倍。对发病率很低的遗传病,一般杂合子的群体筛查。仅对患者亲属及其配偶进行筛查,也可以收到良好的效果。对发病率高的遗传病,普查携带者的效果显著。在意大利,由于地中海贫血在群体中携带者的频率很高,大约 10%。所以,携带者的检出已法制化,规定所有学龄前儿童都必须接受地中海贫血携带者的检查,确定为携带者的男女,禁止相互结婚,从而有效地降低了地中海贫血的发病率。

检出遗传携带者的方法:

(一)家系分析法

首先确定遗传病的遗传方式,然后根据遗传规律,分析该家系中每个成员的基因型。在家系分析时,有些成员的基因型容易确定,有些成员两种基因型都有可能(可疑携带者),必须做进一步的检查和估计风险。

(二)风险估计

家系分析只是根据遗传理论确定每个成员的基因型,但对可疑携带者需要进一步作风险估计,尤其是目前尚无实验方法检出携带者的遗传病,对可疑携带者的风险估计非常重要。

(三)实验室检查

可分为细胞水平,酶和蛋白水平和基因水平的检查。细胞水平主要是染色体检查,多用于染色体平衡易位携带者的检出。酶和蛋白水平的测定(包括代谢中产物的测定),采用负荷试验和酶活性测定方法,目前对于一些分子代谢病杂合子的检测有一定的意义。基因水平的检查是从分子水平即利用DNA或RNA分析技术直接检出杂合子,特别是对一些致病基因的性质和异常基因产物还不清楚的遗传病,或用一般生化方法不能准确检测的遗传病,例如,慢性进行性舞蹈病、DMD、PKU等,进行基因分析具有快速、准确的特点。

四、婚姻指导及生育指导

(一)婚姻指导

1.婚前检查

婚前检查是优生的第一步,婚前检查可以及早了解婚约双方的健康,遗传状况,对于患有不能结婚和生育或不宜马上结婚、生育的疾病者,提出关于婚姻生育的忠告,以免造成婚后的不幸或影响下一代的健康。

对有可能出生遗传患儿的婚约双方,通过遗传咨询,可预先知道应该如何对待,以阻断遗传病的延续。可以使有生理缺陷、不能进行性生活的人,在可能条件下及早得到矫治。同时还可对婚约双方进行性知识、计划生育的教育和指导,实行优生,达到提高人类素质的目的。

2.分类指导

(1)应劝阻结婚:直系血亲或三代以内旁系血亲之间不能通婚。近亲结婚,其携带相同的基因较多,后代致病机会也大得多,可以使隐性遗传病的发生率增高。因此,近亲结婚是非常有害的。男女双方均患有精神分裂症、躁狂抑郁性精神病,或重度智力低下者不宜婚配。

(2)宜暂缓结婚:性病、麻风病未治愈前,精神病发作期间或尚未稳定两年以上者。各种法定传染病的隔离期,如肺结核的活动期、急性传染性肝炎的隔离期亦不宜结婚。

(3)可以结婚,但不宜生育:

1)男女任何一方患有严重的常染色体显性遗传性疾病,如强直性肌营养不良、软骨发育不全,成骨发育不全、先天性无虹膜、显性遗传型双侧先天性小眼球等,都会致残致命,目前尚无治疗方法,子女发病机会大,又不能做产前诊断,故不宜生育。

2)婚配双方均患有相同的严重的常染色体隐性遗传病者,其子女发病机会大大增加,故不宜生育,如遗传性聋哑、苯丙酮尿症,肝豆状核变性等。

3)男女任何一方患有下列三种多基因遗传病并属高发家系者:如先天性心脏病、精神分裂症、躁狂抑郁性精神病,即使病情稳定也不宜生育(高发家系指除患者本人外,其父母或兄弟姐妹中有一人或更多人患同样疾病者)。

4)不属上述范围的罕见严重遗传病,凡能致死或造成生活不能自理,且子女能直接发病,又不能治疗者,可提供专科会诊后决定,如结节性硬化,遗传性痉挛性共济失调、马方综合征等不宜生育。

5)染色体病:同源染色体易位携带者和复杂性染色体易位患者,因其所生后代肯定为染色体异常患儿,所以不宜生育。

(4)可以结婚,但生育时需控制下一代性别:严重的 X 连锁隐性遗传病,如血友病患者,其遗传规律女性为携带者,发病者为男性,对已知女方为携带者,如有产前诊断条件时,则应做胎儿性别预测,保留女胎,男胎流产。无产前诊断的地区,不宜生育。

(5)其他应劝阻婚育的疾病;除以上各类对婚育有明显影响的疾病外,尚有一些疾病对婚育亦有较大影响,宜暂时或永久性劝阻婚育者,应对其进行宣教劝导,使之充分理解而服从指导。

1)无法矫正的生理缺陷,婚后不能进行正常性生活者,不宜结婚。

2)严重的心,肝、肾疾病威胁生命者及无法治疗的恶性肿瘤患者不宜结婚。

3)直接影响子女健康的一些遗传性疾病,如原发性癫痫、白血病、地中海贫血等不宜生育。

4)其他:结婚后生育可使双方已患病症加重恶化者不宜生育。如严重的甲状腺功能亢进,因长期服药易致流产、死产,其所生子女易患克汀病。红斑性狼疮不宜生育。

(二)生育指导

现提出以下优生咨询,仅供大家参考。

申请第二胎的条件应以第一胎智力低下、运动障碍和肢体较大残缺而影响劳动和独立生活为主要条件,但应严格控制不应再生第二胎的对象。凡能治疗的、遗传病再发率太高的病种,不应再生第二胎;只有突变产生的,再发率较低的能做产前诊断的病种,才能按生第二胎原则处理。根据遗传方式,病因的不同分述如下:

1.常染色体显性遗传

根据遗传特点,常染色体显性遗传多是杂合子发病。如父母之一有病时,子女每胎都有 1/2 机会发病。当父母都是相同显性遗传患者时,子女每胎都有 3/4 机会发病(其中 2/4 为杂合子发病,1/4 为纯合子发病,纯合子患儿因严重受累,多死产或生后不久死亡),每胎只有 1/4 机会为正常儿。

优生原则:

(1)患儿父母之一方患病:患儿是经父母或母亲遗传发病,子女每胎都有 1/2 机会发病,因再发率太高,不应再生第二胎。

(2)患儿父母正常:经家系调查无此种遗传病患者,证明这个患儿是由父或母生殖细胞受某种因素影响,产生基因突变引起的。据遗传病流行病学统计,一般基因突变率较低,因此,第二胎再生患儿的机会极少,可以生第二胎。

2.常染色体隐性遗传

较少见,只有在带有相同的隐性致病基因携带者结婚后子女才会发病,一般来说子女每胎有 1/4 机会发病,在表型正常的子女中,有 2/3 机会是携带者。

优生原则：

(1)第一胎生了常染色体隐性遗传患儿时，说明父母是相同隐性致病基因携带者，每胎有1/4机会发病，因再发率太高，不应再生第二胎。

(2)对新生儿期可以防治的病种，如苯丙酮尿症、散发性呆小病、半乳糖血症，如因第一胎诊断过迟，已经造成不可逆病理损害时，可以生第二胎，但生后必须做实验室检查，如果是患儿则及时治疗，终生用药或控制饮食。

3.X连锁隐性遗传

根据遗传特点，X连锁隐性遗传是男性发病，女性为携带者，女性只有隐性致病基因纯合时才发病。在临床实践中，最常见是女性携带者遗传，男性发病。系谱中见到姨表兄弟、舅，外甥发病。

优生原则：

(1)红绿色盲，单纯眼球震颤均属X连锁隐性遗传，因不影响智力和独立生活，对一般性劳动无大影响，不应再生第二胎。

(2)此类疾病的婚配方式多是正常男性与女性携带者结婚，男性1/2发病，女性表现型全部正常，但1/2为携带者。X连锁隐性遗传病发病率很高，因发病有明显的性别差异，可以生第二胎，但孕后必须做胎儿性别鉴定，保留女胎，男胎流产。

4.X连锁显性遗传

女性有两条X染色体，若一条X染色体上有显性致病基因就发病，发病概率比男性高两倍，因还有一条X染色体上的等位基因是正常的，发病较男性轻。

优生原则：

(1)患儿母亲有病时，子女每胎各1/2发病，再发率太高，不应再生第二胎。

(2)患儿父亲患病时，因父亲的X染色体只能传给女儿，Y染色体传给儿子，所以女儿全部发病，儿子全部正常。因此，可以生第二胎，但孕后必须做胎儿性别鉴定，保留男胎，女胎流产。

(3)患儿父母无病时，患儿是基因突变产生的，第二胎再发风险极低，因此，可以生第二胎。

5.多基因遗传

多基因遗传病是一些常见病，是遗传因素和环境因素同时作用的结果。多基因遗传病同胞间发病率远比单基因遗传病发病率低，在1%～10%。

优生原则：

(1)凡能矫治的病种：如唇裂、动脉导管未闭等，不管再发率高低，均不应再生第二胎。

(2)凡不能矫治的病种：又可分为如下两种。能做产前诊断的病种，如脊柱裂、无脑儿，可以生第二胎，但孕后必须做产前诊断，保留正常胎儿，病胎流产。不能做产前诊断的病种，做家系调查，一级亲属和二级亲属再无同样发病者，因再发率低于5%，可以生第二胎。如一，二级亲属中还有同样患者，因再发率高于10%，不应再生第二胎。

6.染色体病

凡染色体数目和结构发生畸变而发生的畸形或疾病，称为染色体病。

优生原则：

(1)凡第一胎是染色体病患儿时,同时做患儿父母染色体检查,父母染色体正常时,可以生第二胎。但在早孕或中孕时须做产前诊断,保留正常胎儿,病胎流产。

(2)第一胎是染色体患儿,如父母之一为平衡易位携带者时(此种携带者外表正常),每胎有1/4概率为正常儿、1/4为患儿,1/4流产或死产、1/4为平衡易位携带者,因再发率太高,一般不应再生第二胎,若有条件,尚可做产前诊断,不正常胚胎则流产掉,若为正常胎儿则继续妊娠,以获一正常儿。若父母之一为同源易位染色体携带者,因再发率为100%,故禁生第二胎。

第三节　孕期用药

出生缺陷被定义为先天性的严重偏离正常的形态和功能。出生缺陷的发病率在6%～8%,其中新生儿被发现的严重畸形的发生率约为1%～3%。环境和遗传是导致出生缺陷的主要原因,遗传性疾病所造成者不到1/3。所以,大家对其他因素导致的出生缺陷更加关注,孕期用药是重要的因素之一。据统计,有40%～90%的孕妇在已知或未知受孕的情况下接触过一种或几种药物,这些药物涉及范围较广,常见者包括维生素,抗生素,另外还有矿物质,泻药、止吐药,镇静剂,抗酸药,利尿剂及抗组胺剂。一些药物的安全性及致畸性已被证实,但超过一半的药物安全性尚需要更多的研究证实。另外,20世纪中期所认为的"子宫为胎儿提供一个'盾牌',可以抵挡外界环境,孕妇使用的药物不会通过胎盘危及胎儿"的观点已经被废弃。目前已经证实,绝大多数药物可通过胎盘转运到胎儿体内。因此,评价药物的安全性对妊娠期正确选择安全,有效的药物,掌握用药的时机及剂量非常重要。

一、药物的FDA分类

根据潜在的益处和母亲及胎儿的风险,为了便于临床医生查阅与使用,美国药物及食品管理局(FDA)按照对胎儿的危险程度将药物分级。

二、药物暴露时间

妊娠期间,药物可以通过影响母亲的内分泌,代谢等间接影响胚胎,也可以透过胎盘屏障直接影响胎儿,药物对胎儿有不良反应还是有致畸性,首先取决于药物暴露的时期。妊娠被分为以下几个阶段。

(一)妊娠前期

从女性发育成熟到卵子受精时期。

(二)围着床期

从受精到着床的2个星期。

(三)胚胎期

从第2周至第8周。

(四)胎儿期

从第9周至足月。

妊娠前期使用药物一般比较安全,但要注意半衰期长的药物,它可能会影响胚胎的正常生长。围着床期被称为“全”或“无”时期，合子进行分裂，细胞被分成外细胞团和内细胞团。此期暴露致畸因子通常会破坏大量细胞，引起胚胎死亡。如果只有一些细胞受损，通常在正常发育过程中进行弥补。胚胎期是发生结构畸形的最关键时期，因为该阶段完成其器官发生。胎儿期是系统发育时期，此时虽然胎儿的器官已经基本形成，但很多器官的发育是贯穿整个孕期的，依然可能受到影响。药物对各器官结构和功能的影响是变化的，有些因素会持续作用于整个胎儿期，如大量酒精暴露。

三、孕期用药选择

(一)抗感染药物

1.抗生素

(1)青霉素类:FDA 风险等级均属 B 类。可能为妊娠期最安全的抗生素，是孕妇的首选药物。能够迅速通过胎盘，是治疗妊娠期梅毒和预防先天性梅毒的一线药物。研究表明，青霉素类药物的使用并不增加胎儿先天畸形的发生率。常用的包括青霉素，苄星青霉素，阿莫西林，氨苄西林及羧苄西林。近年新研制的广谱青霉素类药物对孕妇的安全性尚没有证实，需要进一步研究，临床上还没有发现相关的严重不良反应。

(2)头孢菌素类:FDA 风险等级为 B 类。是除青霉素外孕期最常用的抗生素，常用于治疗孕期的严重感染。分第一代，第二代，第三代及第四代，能迅速通过胎盘。2001 年在匈牙利进行的一个大样本研究表明，头孢类抗生素与畸形无关。但根据动物实验结果，第二，三代头孢类抗生素由于含有 N－甲基硫四氮唑链，理论上可导致动物子代睾丸发育不良，但临床上并没有发现，尚需进一步证实，故有学者建议，孕期若使用头孢类抗生素，应首选不含此链的药物——头孢西丁。常用者还包括头孢拉定，头孢呋辛，头孢他啶，头孢曲松等，第四代头孢类抗生素如头孢吡肟已逐渐在临床使用，虽然资料较少，但通常认为孕期使用是安全的。

(3)大环内酯类:常用者包括红霉素、阿奇霉素和螺旋霉素。红霉素 FDA 风险等级为 B 类，不能通过胎盘，目前尚无证据证实其与胎儿或新生儿畸形有关，故孕期可用。红霉素抗菌谱和青霉素相似，并可对支原体，衣原体、螺旋体和放线菌素有抑制作用。需引起注意的是，2003 年于瑞士进行的一项病例对照研究认为，孕早期使用红霉素可能与心脏缺陷有关。阿奇霉素 FDA 风险等级为 B 级，可通过胎盘。有限的人类资料提示阿奇霉素与先天性畸形无关，在孕期适用。其作用与红霉素相似，常用于治疗细菌和支原体感染。螺旋霉素 FDA 风险等级为 C 类，可通过胎盘。在孕期很少将其作为治疗感染的一线广谱抗生素使用，常用于治疗弓形虫感染，目前尚没有有关的致畸报道，但资料有限，尚有待进一步证实。

(4)克林霉素:FDA 风险等级为 B 类，可通过胎盘。目前尚没有人类孕早期使用的资料，虽然动物实验没有发现其与先天性畸形有关，但孕早期很少使用此类药物。

(5)氯霉素:FDA 风险等级为 C 类，可通过胎盘。目前尚没有氯霉素与出生缺陷相关的报道。但已经证实的是新生儿直接大量使用氯霉素可导致灰婴综合征的发生(表现为发绀、血管塌陷和死亡)，而对于孕期使用氯霉素导致胎儿畸形的报道少之又少，1997 年的一篇报道称对孕早期暴露于氯霉素的 100 名婴儿进行随访，没有发现先天性畸形的增加。鉴于该药的风险，其使用还存在争议，故孕期慎用，甚至有学者主张孕期禁用。

(6)喹诺酮类:FDA 风险等级均属 C 类，可通过胎盘。是一类广谱的抗生素，常用于治疗泌尿系统感染,包括环丙沙星,诺氟沙星,氧氟沙星等。制药商报道,狗在妊娠期使用喹诺酮,发生不可逆性关节病可能与此药的使用有关,但在其他动物并没有发现。对孕期暴露于喹诺酮类药物的妇女进行随访,多数研究发现孕期使用喹诺酮类药物,可能与某些畸形有关,但畸形为非特异性,且常常和严重的先天性畸形无关。孕期使用环丙沙星的资料是有限的,但总体认为,治疗剂量的环丙沙星不太可能是致畸原,与严重先天性畸形可能无关,但由于人类资料有限,并不能证明环丙沙星没有风险。由于孕期抗生素有更好的选择,故孕期环丙沙星不太使用,甚至有学者建议在孕期禁忌使用喹诺酮类药物。但妊娠期使用此类药物并不是终止妊娠的指征。

(7)抗结核药:常用者包括利福平,异烟肼,乙胺丁醇。利福平 FDA 风险等级为 C 类,可通过胎盘。在啮齿类动物中发现有致畸作用,在孕兔研究中没有发现致畸作用。人类研究的资料有限,目前尚没有引起先天性畸形的证据。异烟肼 FDA 风险等级 C 级,可通过胎盘。目前的研究并未提示异烟肼是一种致畸物。美国胸科协会推荐对妊娠合并结核的妇女使用异烟肼,母体获益远远大于胚胎及胎儿风险。乙胺丁醇 FDA 风险等级为 B 类,可通过胎盘。目前没有乙胺丁醇与先天性缺陷有关的报道,孕期适用。有学者认为孕期乙胺丁醇联合使用异烟肼、利福平对治疗疾病是比较安全的,但似乎有视觉方面的损害,故目前并不首选这种联合疗法。

(8)呋喃妥因:FDA 风险等级为 B 级。常用于治疗妊娠期泌尿系统感染。目前尚没有发现呋喃妥因对动物有致畸作用,也没有研究提示该药对人类是致畸剂。但小样本的研究提示,在近分娩期使用此药,新生儿有发生溶血性贫血的风险。由于呋喃妥因应用普遍,而发生新生儿溶血性贫血的报道很少,故 FDA 将其风险归为 B 类,孕期可用,但为安全起见,近分娩期应避免使用此药。

(9)氨基糖苷类:常用者为链霉素和庆大霉素,可迅速通过胎盘。链霉素 FDA 风险等级为 D 类,已经明确孕妇使用大剂量链霉素可损伤胎儿第 8 对颅神经,诱导耳毒性,虽然发生率较低,但孕期已经不用。庆大霉素 FDA 风险等级为 C 级,虽然宫内暴露于庆大霉素导致先天性耳聋的风险很低,许多研究并没有发现庆大霉素与先天性缺陷的相关性,但考虑到氨基糖苷类药物的耳毒性,故孕期慎用。目前已有氨基糖苷类药物的替代产品——氨曲南,是单环内酰胺类药物,没有肾毒性或耳毒性,对动物无致畸性,但没有相关的人类资料,仅动物资料显示为低风险,FDA 将其风险等级归为 B 类。

(10)四环素类;已明确其致畸性,故孕期禁用。包括四环素,土霉素及多西环素,均归为 D 级。由于四环素类药物可通过胎盘引起胎儿损害;牙齿呈黄褐色,然后出现抑制胎儿骨骼生长及牙釉质发育不良,并有罕见的肝坏死的报道,因此孕期禁用。

2.抗真菌药

被用于治疗阴道念珠菌病,常用者包括克霉唑、制霉菌素、咪康唑、两性霉素 B、酮康唑。目前尚没有阴道或局部使用克霉唑致先天性缺陷的报道,且阴道和皮肤吸收的药物量少,故 FDA 将其风险等级归为 B 类,孕期可用。关于制霉菌素,没有孕期使用可致先天性缺陷的报道,也没有相关的动物实验,证据不足,FDA 将其归为 C 级,孕期可用。咪康唑也是局部抗真菌药,虽然孕期使用咪康唑与先天性缺陷的关系尚不清楚,但有的研究认为并不能排除其相关性可能，故 FDA 将其归为 C 类，适合局部使用。两性霉素 B 风险等级为 B 级，动物研究及许多研究都没有发现孕期使用两性霉素对胎儿有不良影响，故在孕期由于需要而应用两性霉素是有益的。酮康唑是一种人工合成的广谱抗真菌药，动物实验证明，大剂量口服该药，对胚胎有毒性并有致畸性，而局部应用该药，似乎没有危害。故动物资料提示口服酮康唑有风险，人类资料有限，可能适用于局部应用。FDA 将其风险等级归为 C 类。

3.抗病毒药

抗病毒药种类很多，但许多药物的研究还没有完成，安全性能不详，且抗毒药物是通过对 RNA 和 DNA 的作用来抑制病毒的复制，故孕期限制使用。

(1)齐多夫定：为核苷反转录酶抑制剂，是胸腺嘧啶脱氧核苷的类似物，用于治疗人类免疫缺陷病毒疾病(HIV)。自 20 世纪 80 年代开始，由于 HIV 病毒的传播，现在人们对该药颇为关注。已有多项研究证实，齐多夫定可有效降低母婴 HIV－1 垂直传播，WHO 建议采取更有效的抗反转录病毒的措施以增强阻断母婴垂直传播的风险。对于孕期 HIV 感染者，2006 年指南推荐三联药物进行抗病毒治疗，齐多夫定，拉米夫定和单剂量的奈韦拉平。总之，在必要时使用，母体获益还是远远大于对胎儿或胚胎带来的风险的，FDA 将其风险等级归为 C 类。

(2)阿昔洛韦：FDA 风险等级为 B 类。临床上常作为治疗疱疹病毒和水痘的药物，尤其是生殖器原发性 2 型单纯疱疹病毒(HSV)感染，但不能用于治疗妊娠期复发的生殖器疱疹。动物实验没有发现阿昔洛韦有致畸性，多数研究也是同样的结论，目前虽有个别报道关于孕期暴露阿昔洛韦与先天性畸形的相关性，但似乎与用药无关，证据不足。1998 年，疾病控制预防中心(CDC)制订的性传播疾病治疗指南指出：妊娠期间首发的生殖器疱疹可以口服阿昔洛韦治疗。存在威胁生命的母体 HSV 感染时(如播散性感染、脑炎、肺炎或肝炎)可以经静脉给药。关于孕妇使用阿昔洛韦的研究提示接近足月使用阿昔洛韦在那些反复发作或新近感染生殖器疱疹的孕妇中可以降低疾病的复发，由此可能降低剖宫产率。但是并不推荐对反复发作性生殖器疱疹的孕妇常规使用阿昔洛韦。故一些研究者认为，在存在适应证时应使用阿昔洛韦，但应对宫内暴露该药物的儿童长期随访。

(3)利巴韦林(病毒唑)：FDA 风险等级为 X 类。孕期禁忌使用。动物实验证实，利巴韦林是潜在的致畸因子，对动物后代引起的畸形涉及颅面部、神经系统、眼、四肢、骨骼及胃肠。厂商建议，育龄期男性应避免使用此药，若已经使用，则应有效避孕 6 个月再考虑妊娠。但也有争议，认为可能夸大了男性通过精液传递有潜在中毒量的利巴韦林给妊娠妇女及其后代的风险。由于尚缺乏人类妊娠期使用该药的报道，故无法得出确切结论。

4.抗寄生虫药

妊娠期感染比较普遍，一般没有症状或症状较轻，尚可耐受，产后方治疗。

(1)甲硝唑：FDA 风险等级为 B 类，可通过胎盘，主要用于治疗滴虫性阴道炎、细菌性阴道病及抗阿米巴感染。目前已有多项研究对孕期使用甲硝唑的安全性进行研究和评估，结果都没有发现其导致胎儿或新生儿发生畸形的危险性增加，这些研究中包括 1995 年发表的对 7 项研究 32 篇文献进行的 Meta 分析，以及 2001 年进行的一项前瞻性研究，样本为 217 例孕期暴露甲硝唑的妇女。但目前关于孕早期使用甲硝唑仍有争议，原因为动物实验证明甲硝唑对细菌有致突变作用，对啮齿类动物有致癌作用，虽然在人类没有发现这种致癌性，但也很难进一步在人类证实。所以,目前对甲硝唑的使用,多数人包括生产厂商建议,在孕早期禁用甲硝唑,在中,晚孕期使用甲硝唑治疗厌氧菌感染,滴虫,细菌性阴道病等是安全的。

(2)氯喹:是在妊娠各期应用最广泛的一线抗疟药,FDA 分类属 C 类。动物实验证实大剂量应用氯喹可致畸,但多数人类资料表明孕期使用治疗剂量的氯喹,并不增加流产、死产或先天性畸形的风险,当然,也会出现一些轻度并发症,如瘙痒、头昏及一些不适主诉症状。但孕期大剂量、长时间使用氯喹可增加流产率,对合并系统性红斑狼疮的患者尤其如此。很久以前,曾将氯喹作为一种堕胎药使用,但这种剂量是非常大的,非常危险,甚至危及患者的生命,这种使用已经被摒弃。也有学者认为孕期氯喹的使用可能导致新生儿出生缺陷的轻度增加。但总的来说,孕期使用氯喹是安全的。而且妊娠期感染疟疾后,会导致母儿出现严重并发症,包括贫血、流产、死产、低出生体重、胎儿窘迫以及先天性疟疾。故大多数学者支持在妊娠合并疟疾时使用氯喹,因为获益远远大于药物对胚胎和胎儿的风险。

(3)林丹:FDA 风险等级为 C 类,用于局部治疗阴虱病、疥疮。动物实验证明林丹不是致畸因子,尚缺乏人类妊娠期使用该药的相关研究。有些学者建议在妊娠期将除虫菊酯和胡椒基丁醚联合应用作为治疗阴虱的一线药物,而林丹则作为顽固性感染的治疗,也可交替使用。

(4)乙胺嘧啶:为叶酸拮抗剂,具有抗疟作用和治疗弓形虫病,FDA 风险等级为 C 类。厂商公布的妊娠期动物实验证明,对有些动物如小鼠、仓鼠和小型猪有致畸作用。虽有个案报道乙胺嘧啶与先天性畸形有关,且一些其他的叶酸拮抗剂如氨甲蝶呤也是致畸因子,但该药与畸形的关系仍然受到质疑。考虑到与所有的抗疟药物一样,由于妊娠合并疟疾本身疾病所导致的不良预后,故在孕期使用母体获益还是远远大于胚胎或胎儿风险的。有学者推荐乙胺嘧啶联合磺胺嘧啶可作为治疗胎儿感染的最佳方法,但应用时仍推荐同时补充甲酰四氢叶酸(5mg/d),尤其在妊娠早期,以防叶酸缺乏。鉴于妊娠期感染疟疾给母、儿带来的严重不良结局,WHO 建议对疟疾流行地区的孕妇定期预防性应用抗疟药可改善母儿结局,推荐最有效的预防方案为磺胺嘧啶乙胺嘧啶联合应用,其效果佳,价格低廉,易于生产,值得推广。

(5)甲苯达唑:是治疗各种蠕虫病,包括蛲虫病、鞭虫病、蛔虫病和钩虫病,FDA 风险等级为 C 类。对一些妊娠动物如鼠使用成人使用剂量数倍的药物时,发现有致畸作用,而对其他多种动物进行实验,没有发现这种胚胎毒性或致畸性。2003 年一项前瞻性对照研究随访 192 例妊娠期使用甲苯达唑妇女的预结局,两组新生儿出生缺陷、自然流产和出生体重的发生率并没有统计学差异。有限的人类资料提示孕期使用为低风险。

(二)心血管药物

1.降压药

(1)肼屈嗪:为妊娠期高血压疾病首选药物,常于妊娠后半期使用,FDA 风险等级为 C 类,可通过胎盘。目前尚无肼屈嗪致先天性畸形的报道,诸多涉及单独使用和联合使用其他抗高血压药物的研究发现,孕期使用肼屈嗪是相对安全的。但也有小样本的研究报道该药物的使用可能与一些畸形有关,但不排除由于母亲患有严重的疾病而引起。

(2)拉贝洛尔:为 β 受体阻滞剂,是国内治疗妊娠期高血压最常使用的药物之一,FDA 风险等级为 C 类,可通过胎盘。目前尚没有致畸的报道。除非在孕早期使用拉贝洛尔,该药并不增加胚胎及胎儿的影响,不影响子宫胎盘的血流,可以通过增加肺泡表面活性物质的产生而降低早产儿肺透明膜病的发生。但也有报道称拉贝洛尔可致胎儿生长受限和胎盘重量减轻，但无法排除是药物作用所致还是疾病本身子痫前期所致。故总的来说，孕期仍推荐使用但需重视并监测拉贝洛尔所可能带来的并发症。

(3)硝苯地平：是一种钙离子持抗剂，FDA风险等级为C类。孕期使用硝苯地平还存在争议。动物研究提示孕期使用硝苯地平可减少子宫血流量，可致轻度出生缺陷，但缺乏有说服力的人类数据，目前还在临床上使用。但要注意的是，与硫酸镁联合应用时，由于硝苯地平可增强硫酸镁对神经肌肉的阻滞作用，可出现严重不良反应如四肢痉挛、吞咽困难及反常呼吸。

(4)硝普钠；是一种起效快的血管扩张剂，FDA分类为C类。长期应用可使氰化物在胎儿肝内积蓄。仅用于治疗严重高血压时。目前尚未发现硝普钠与先天缺陷有关。

(5)利尿剂：常用的药物为呋塞米，可通过胎盘。动物实验证实呋塞米可致畸，但临床上尚未发现该药引起的严重不良反应或畸形。常用于治疗肺水肿严重高血压或充血性心力衰竭时，紧急使用并不增加胎儿的风险，故风险等级为C类。由于利尿剂可能引起母体低血容量，降低胎盘血流灌注量，而并不改善妊娠结局，故现在并不主张使用呋塞米治疗妊娠期高血压疾病，若使用利尿剂治疗妊娠期高血压疾病，则风险等级为D类。

2.心脏药物

洋地黄、地高辛及洋地黄毒苷均属强心苷类药物，常用于治疗充血性心力衰竭和室上性心动过速，风险等级为C类。目前动物实验和有限的人类资料均未发现洋地黄或各种洋地黄糖苷类药物与先天性缺陷有关，孕期适用。

3.抗凝药

肝素是妊娠期首选的抗凝药，由于分子量大，不能通过胎盘，因此与先天性畸形无关，风险等级为C类，孕期适用。但长期使用可致母亲骨质疏松和血小板减少，故应同时补钙。20世纪70年代发展起来的新药达那肝素，依诺肝素及那屈肝素均为自猪黏膜提取的低分子肝素产物，相对分子量(4000～6500)×10^3，为普通肝素的1/3～1/2。由于其分子量相对较大，也不能通过胎盘。相对于普通肝素，低分子肝素抗凝作用强，生物半衰期长，不良反应小，骨质丢失减少，出血可能性小。动物实验证明，这三种药物在孕鼠和孕兔中没有致畸性和胚胎毒性。但人类资料有限，其安全性尚需要大样本的研究去证实，因此目前治疗和预防静脉血栓还是首选普通肝素。

(三)中枢神经系统药物

1.解热镇痛药

(1)阿司匹林：为非甾体类抗感染药物。低剂量使用FDA风险等级为C类，若妊娠早期或妊娠晚期全程使用，则风险增加为D类。妊娠期使用阿司匹林可影响母亲凝血功能，致贫血、产前和产后出血、过期妊娠和产程延长。研究已经证实，大剂量使用可能与围产儿死亡增加，胎儿生长受限和致畸作用有关；小剂量使用对妊娠期高血压疾病和胎儿生长受限可能有益，当然这需要更多的研究评价其安全性和有效性。

(2)对乙酰氨基酚：常用于妊娠各期的镇痛和退热。药物可通过胎盘，风险等级为B类。治疗剂量下，短期应用比较安全，大量使用，可导致母亲严重贫血、胎儿肝毒性和新生儿肾脏疾病。与阿司匹林不同，该药不影响母亲的凝血功能，孕期适用。

2.抗惊厥药

(1)硫酸镁:可用于抗惊厥和治疗早产,风险等级为B类,孕期可用。诸多研究发现,硫酸镁与先天性缺陷无关,治疗剂量的硫酸镁不良反应小,但长期应用可致胎儿持续性低钙血症导致先天性佝偻病。近分娩期使用此药时,应加强监测新生儿有无呼吸抑制、肌无力和反射消失的中毒症状,尤其在出生后24～48h。

(2)卡马西平:是一种三环类抗癫痫药,可通过胎盘,风险等级为D类。动物研究证实,卡马西平具有致畸性。人类资料也表明该药物与先天性缺陷的风险增加有关,包括神经管缺陷。2001年发表的一项前瞻性研究得出的结论为,从妊娠期暴露于抗癫痫药的婴儿中观察到的结构畸形,是由药物而非癫痫本身引起。但孕期应用卡马西平治疗或预防癫痫,母亲的获益远远大于对胚胎或胎儿带来的风险。

3.镇静药

(1)吗啡:风险等级为C类,但若于分娩时大剂量长期使用,则风险等级为D类。动物实验证明吗啡没有致畸性,人类资料亦提示其与出生缺陷也无相关性,但成瘾性强,且可迅速通过胎盘,对新生儿的呼吸有抑制作用,因此,在孕期慎用。

(2)哌替啶:目前无致畸性证据,风险等级为B类。但正如所有的麻醉药品一样,应用不当如大剂量长时间应用会增加母儿风险,风险等级则为D类。若产程中使用该药,则新生儿呼吸可被抑制,甚至致命。故应估计产程结束的时间,若估计4h内新生儿即将娩出,则不建议使用该药。

(3)氯丙嗪及异丙嗪:为吩噻嗪类药物,风险等级均为C类。常用于加强镇静和镇痛,与哌替啶合用,成为冬眠合剂。多数研究认为,妊娠早期使用氯丙嗪和异丙嗪并不增加先天性畸形的发生。故目前认为小剂量、偶然使用该药是相对安全的,但不建议产时使用,以防对新生儿产生不良影响。

(4)地西伴:风险等级为D类。动物实验证明地西泮有致畸性,虽然人类资料的证据不足,尚有很大争议,认为即使引起出生缺陷,发生率也较低,但许多学者仍认为在孕早期和孕晚期使用均有风险。

(四)降糖药

胰岛素是治疗妊娠合并糖尿病的首选药物,风险等级为B类,不易通过胎盘。口服降糖药包括常用的二甲双胍、甲苯磺丁脲、阿卡波糖格列本脲等,虽然这些药物FDA风险等级为B类和C类,并不是孕期禁用的药物,多数研究表明,孕期使用口服降糖药与先天性畸形无关,但胰岛素仍是治疗妊娠期糖尿病的首选。主要由于胰岛素不通过胎盘,而口服降糖药多数通过胎盘,故减少了人们对降糖药的担心。另外,胰岛素能很好地控制单纯依靠饮食而不能控制的血糖,减少母儿并发症。

(五)抑制胃酸分泌剂

西咪替丁是一种H_2受体拮抗药,用于治疗消化性溃疡及预防分娩前胃酸吸入。动物研究表明西咪替丁有轻微的抗雄激素作用,会不会对人类也有相同的作用尚不清楚,虽然尚无西咪替丁致畸的相关报道,但人类宫内暴露于西咪替丁的潜在毒性尚没有进行系统研究,无法确定。目前认为孕期可用。奥美拉唑常用于治疗十二指肠和胃溃疡等,风险等级C类。动物实验证明奥美拉唑不是一种严重的致畸剂，但人类资料有限，故建议孕早期尽量避免使用该类药物，若一旦使用，则告知对胚胎或胎儿的风险低，但要随访其后代。

（六）抗肿瘤药物

环磷酰胺是一种烷化剂的细胞毒性药物，FDA 将其风险等级归为 D 级。研究已证实，妊娠早期使用可致多种畸形，是一种致畸原。但在妊娠晚期使用环磷酰胺似乎与胎儿发生先天性畸形的风险无关，许多个案报道和小样本的研究结论支持这一观点。故妊娠早期禁用，妊娠中、晚期可用。

对于职业接触的药师与护理人员，虽然证据不足，仍建议在准备怀孕前应尽量避免接触，孕前暴露于这些药物可能有致畸、致流产和致突变作用。氨甲蝶呤是一种叶酸对抗药，FDA 风险等级为 X 类。妊娠早期暴露可致氨甲蝶呤综合征，主要表现为生长受限、颅骨不能骨化、颅缝早闭、眼眶发育不全、小的低位耳、智力发育迟缓，危险暴露时间为受孕后 6～8 周。妊娠中晚期使用可致胎儿毒性和死亡。故孕期禁用，妊娠母亲尽量避免职业暴露该药物。

第二章 病理妊娠

第一节 自然流产

妊娠不足28周、胎儿体重不足1000g而终止者,称为流产。妊娠12周前终止者,称为早期流产;妊娠12周至不足28周终止者,称为晚期流产。根据引起流产动因不同可将流产分为自然流产和人工流产。自然因素导致的流产称为自然流产,机械或药物等人为因素终止妊娠者,称为人工流产。本节内容仅涉及自然流产。自然流产占妊娠总数的10%～15%,其中80%以上为早期流产。

一、病因

(一)胚胎因素

胚胎染色体异常是自然流产常见的原因,在自然流产中,胚胎检查50%～60%有染色体异常。夫妻中如一方染色体异常它可传至后代,或导致流产。染色体异常包括数目异常和结构异常。数目异常以三体最常见,其次是单体X(45X),如能存活,足月分娩以后即形成特纳综合征。三倍体及四倍体少见,活婴极少,绝大多数极早期流产。结构异常主要是染色体易位、缺失、嵌合体等染色体异常。

(二)母体因素

1.全身疾病

(1)全身感染时高热可促进子宫收缩引起流产,弓形虫、单纯疱疹病毒、巨细胞病毒、流感病毒、支原体、衣原体、梅毒螺旋体等感染可导致流产。

(2)结核和恶性肿瘤不仅导致流产,并可威胁孕妇生命。

(3)严重贫血、心脏病可引起胎儿胎盘单位缺氧,慢性肾炎高血压可使胎盘发生梗死亦可导致流产。

2.内分泌异常

(1)黄体功能不足:可引起妊娠蜕膜反应不良,影响孕卵着床和发育,导致流产。

(2)多囊卵巢综合征:认为多囊卵巢高浓度的LH可能导致卵细胞第二次减数分裂过早完成,从而影响受精和着床过程出现流产。

(3)高泌乳素血症:高水平的泌乳素可直接抑制黄体颗粒细胞增生及功能。

(4)糖尿病:妊娠早期高血糖可能是造成胚胎畸形的危险因素。

(5)甲状腺功能低下亦可导致流产。

3.生殖器异常

(1)子宫畸形:如单角子宫、双角子宫、双子宫、子宫纵隔等,可影响子宫血供和宫腔内环境造成流产。

(2)宫腔粘连、子宫内膜不足可影响胚胎种植,导致流产。

(3)宫颈功能不全:在解剖上表现为宫颈管过短或宫颈内口松弛,多引发胎膜早破及晚期流产。

4.免疫功能异常

可以是自身免疫引起,由于体内产生过多抗磷脂抗体,其不仅是一种强烈的凝血活性物质,导致血栓形成;同时可直接造成血管内皮细胞损伤,加剧血栓形成,影响胎盘循环,死胎,导致流产。也可以是同种免疫引起,妊娠是半同种移植过程,孕妇免疫系统产生一系列的适应性变化,如产生封闭因子、组织兼容性抗原(HLA),从而对宫内胚胎移植物产生免疫耐受。当免疫抑制因子或封闭因子不足,使胚胎遭受免疫损伤,导致流产。另外,正常妊娠是子宫蜕膜局部出现明显的适应性反应,NK 细胞亚群发生表型转换,如果子宫局部生理性免疫反应不足 NK 细胞仍然以杀伤型为主,这可能直接与流产发生有关。

5.不良习惯

过量吸烟、酗酒,吗啡、海洛因等毒品均可导致流产。

6.创伤刺激

焦虑、紧张、恐吓、忧伤等严重精神刺激,均可导致流产;子宫创伤(手术、直接撞击)、性交过度亦可引起流产。

(三)环境因素

过多接触放射线、砷、铅、甲醛、苯、氯丁二烯、氧化乙烯等化学物质,均可引起流产。

二、病理

流产的过程为妊娠物逐渐与子宫剥离直至排出子宫的过程。妊娠 8 周以前的流产,胚胎多已死亡,此时绒毛发育不全,着床还不牢固,妊娠物多可完全排出,标本常是囊胚包于蜕膜内,切开可在胚囊中仅见少量羊水而不见胚胎,有时可见结节状胚、圆柱状胚、发育阻滞胚、肢体畸形及神经管缺陷的胚胎。妊娠 8~12 周时绒毛发育茂盛,与底蜕膜关系较牢固,流产时妊娠物不易完全排出,部分滞留在宫腔内,排出后的妊娠物大体上可分为血肿样或肉样胎块、结节性胎块及微囊型胎盘。妊娠 12 周后,晚期流产的胎儿变化,可见以下几种病理状态:压缩胎儿、纸样胎儿及浸软胎儿,也可以形成肉样胎块,或胎儿钙化后形成石胎。脐带病变则有脐带扭曲、脐带缠绕、脐带打结、过短、过长。

三、临床表现

(一)停经

多数自然流产患者均有停经史。但是,如果妊娠早期发生流产,往往没有明显的停经史。有报道,大约 50%流产是妇女未知已妊娠就发生受精卵死亡和流产。

(二)阴道流血

早期流产患者,由于绒毛和胎膜分离,血窦开放,出现阴道出血;妊娠 8 周以前的流产,阴道出血不多;妊娠 8~12 周时,阴道出血量多,而且持续时间长。妊娠 12 周以后,胎盘已完全形成,流产时如胎盘剥离不全,残留组织影响子宫收缩,血窦开放,可引起大量阴道出血、休克,甚至死亡。胎盘残留过久,可形成胎盘息肉,引起反复阴道出血、贫血及继发感染。

(三)腹痛

剥离的胚胎及血液如同异物刺激子宫收缩，排出胚胎，产生阵发性下腹痛。

早期流产时，首先胚胎绒毛与底蜕膜剥离，导致剥离面出血，已分离的胚胎组织如同异物，刺激子宫收缩。因此，表现为先出现阴道出血，后出现腹痛；晚期流产的临床过程与足月产相似，经过阵发性子宫收缩，排出胎儿和胎盘，因此，表现为先出现腹痛，而后阴道流血。

四、临床分型

临床上根据流产发展的不同阶段，分为以下类型。

(一)先兆流产

出现少量阴道出血，常为暗红色或血性白带，无妊娠物排出，继而出现阵发性下腹痛或腰背痛。妇科检查宫颈口未开，胎膜未破，子宫大小与停经周数相符合。经休息及治疗，症状消失，可继续妊娠。如症状加重，可发展为难免流产。

(二)难免流产

难免流产指流产将不可避免，在先兆流产的基础上，阴道出血增多，似月经量或超月经量，阵发性下腹痛加重，可伴有阴道流液，妇科检查宫颈口已扩张，有时可见妊娠物堵塞于宫颈口内，子宫大小与停经周数相符或略小。B超检查仅见妊娠囊，无胚胎或无胚胎心管搏动。

(三)不全流产

部分妊娠物排出宫腔，部分仍残留在宫腔内或嵌顿子宫颈口内，或胎儿排出后胎盘滞留宫腔或嵌顿于宫颈口内。由于宫内残留物影响子宫收缩，故阴道出血量多，甚至休克。妇科检查可见宫颈口已扩张，有妊娠物嵌顿和持续的血液流出，子宫小于停经周数。

(四)完全流产

妊娠物已经完全从宫腔排出，阴道出血明显减少并逐渐停止，腹痛缓解。常常发生妊娠8周以前。妇科检查宫颈口已关闭，子宫大小接近正常。

此外流产有以下3种特殊情况。

1.稽留流产

稽留流产指胚胎或胎儿已死亡，未及时排出，而滞留于宫腔。临床表现：早孕反应消失，有先兆流产症状或无任何症状；子宫不再增大反而缩小。若已到妊娠中期，孕妇腹部不继续增大，胎动消失。妇科检查宫颈口未开，子宫质地不软，未闻及胎心。

2.复发性流产

复发性流产指连续自然流产3次或3次以上者。其特点为每次流产多发生于同一妊娠月份，临床经过与一般流产相同。引起早期流产的原因，多是胚胎染色体异常、孕妇免疫功能异常、黄体功能不足、甲状腺异常等。引起晚期流产的常见原因，有子宫畸形或发育不良、宫颈内口松弛、子宫肌瘤等。宫颈内口松弛引起的流产常发生在妊娠中期，随着胎儿长大，羊水增多，宫腔内压力增加，羊膜囊突到宫颈内口，宫颈管逐渐扩张、缩短。多数患者无自觉症状，一旦胎膜破裂，胎儿随即娩出。

3.感染性流产

流产过程中，阴道出血时间过长或者宫腔有胚胎组织残留，引起宫腔内感染，严重时扩展到盆腔、腹腔，甚至全身，引起盆腔炎、腹膜炎、败血症以及感染性休克。

五、诊断

根据病史、临床表现及妇科检查做出初步诊断,然后通过辅助检查确诊流产的临床类型。

(一)病史

详细询问患者有无停经及早孕反应以及出现的时间,阴道出血的量及持续时间,有无阴道排液和妊娠物排出;有无腹痛,腹痛的部位、性质、程度;了解有无发热、阴道分泌物有无臭味,有无流产史。

(二)体格检查

测量体温、脉搏、呼吸、血压。有无贫血及感染征象。消毒外阴后行妇科检查,了解宫颈有无糜烂及息肉,出血来自糜烂、息肉还是宫腔,注意宫颈口是否扩张,有无羊膜囊膨出,有无妊娠物堵塞,子宫大小是否与停经周数相符,有无压痛;双附件有无压痛、增厚或包块。疑为先兆流产患者操作应轻柔。

(三)辅助检查

1.B 超波检查

测定妊娠囊的大小、形态,有无胎芽、胎心搏动,可辅助诊断流产类型。若妊娠囊形态异常或位置下移,提示预后不良。附件的检查有助于异位妊娠的鉴别诊断。同时 B 超的连续检测也有很大的意义,如仅见胎囊,而迟迟不见胎芽,或仅见胎芽,而迟迟不见胎心出现,均提示预后不良。

2.妊娠试验

早孕试纸法,可判断是否妊娠。连续进行血 β－hcG 定量检测,观察其动态变化,有助于流产的诊断和预后判断。妊娠 6～8 周时,血 β－hcG 是以每日 66%速度增加,如果 48h 增加不到 66%,则提示妊娠预后不良。

3.其他

测定血黄体酮水平,人胎盘泌乳素有益于判断妊娠预后。复发性流产的患者有条件,可行妊娠物的染色体检查。

六、鉴别诊断

首先,鉴别流产的类型。早期自然流产应与异位妊娠、葡萄胎、功能性子宫出血及子宫肌瘤等疾病相鉴别。

七、处理

应根据流产类型的不同进行相应处理。

(一)先兆流产

处理原则:保胎治疗,可辅以 B 超和动态血 β－hcG、黄体酮监测下以便了解胚胎发育情况,避免盲目保胎造成稽留流产。若 B 超提示胚胎发育不良,血 β－hcG 持续不升或下降,表明流产不可避免,应终止妊娠。

1.休息镇静

应卧床休息,禁止性生活,对精神紧张者可给予少量对胎儿无害的镇静剂。

2.激素治疗

对黄体功能不全引起的先兆流产者,可给予黄体酮 10～20mg,每日或隔日肌内注射一次。或绒毛膜促性腺激素 hcG 2000～3000U,隔日肌内注射一次。症状缓解后 5～7d 停药。

3.其他药物治疗

维生素 E 为抗氧化剂,有利于胚胎发育,每日 100mg 口服。基础代谢率低者可口服甲状腺素片,每日一次,每次 40mg。

4.晚期先兆流产的治疗

可给予硫酸沙丁胺醇 2.4～4.8mg 口服,每日 4 次;前列腺素合成酶抑制剂,吲哚美辛 25mg 口服,每日 3 次。

(二)难免流产

处理原则:确诊后尽早使妊娠物排出。

妊娠子宫小于 8 周,可直接行刮宫术;妊娠子宫超过 8 周,可用缩宫素 10～20U 加于 5%葡萄糖注射液 500mL 中静脉滴注,或使用米非司酮和米索前列醇,促进子宫收缩,使胚胎组织排出。出血多者可行刮宫术;)出血多,伴休克者,应在纠正休克同时行清官术;清官后要对刮出物仔细检查,注意胚胎组织是否完整,并送病理检查,必要时做胚胎染

色体检查。术后可行 B 超检查;术后应用抗生素预防感染,出血多者可使用缩宫素肌内注射以减少出血。

(三)不全流产

处理原则:一旦确诊,立即清官。

出血多合并休克者,应抗休克同时行清官术;刮宫标本应送病理检查;术后常规使用抗生素、行 B 超检查。

(四)完全流产

行 B 超检查,如宫腔无残留物而且没有感染,可不子特殊处理。

(五)稽留流产

处理原则:凝血功能检查,预处理后清宫。

死亡的胚胎及胎盘组织在宫腔内稽留过久,可导致凝血功能障碍,可能发生弥散性血管内凝血(DIC)。因此,应首先检查血常规、出凝血时间、血纤维蛋白原、凝血酶原时间、血浆鱼精蛋白副凝试验(3P 试验)等。

若凝血功能正常,在备血、输液条件下行刮宫术;若凝血功能异常,可用肝素、纤维蛋白原、新鲜血、血小板等纠正后再行刮宫术。

稽留流产时,妊娠物及胎盘组织与子宫壁粘连较紧,清官困难,为提高子宫肌层对缩宫素的敏感性,刮宫前可口服炔雌醇 1mg,每日 2 次,连用 5d,或苯甲酸雌二醇 2mg 肌内注射,每日 2 次,连用 3d,可提高子宫肌对缩宫素的敏感性。子宫＜12 孕周者,可行刮宫术,术中肌内注射缩宫素,手术应特别小心,避免子宫穿孔,一次不能刮净,于 5～7 日后再次刮宫。子宫＞12 孕周者,可使用米非司酮(RU486)加米索前列醇,或静脉滴注缩宫紊,促使胎儿、胎盘排出。

术后常规使用抗生素,行 B 超复查。

(六)复发性流产

处理原则:针对病因进行治疗。

染色体异常的夫妇孕前进行咨询,确定可否妊娠;明确女方有无生殖道畸形、肿瘤、宫腔粘

连等,妊娠前施行矫正手术,还可行丈夫精液检查。

黄体功能不全者,妊娠后给黄体酮 20~40mg,每日一次肌内注射,也可口服黄体酮,或使用黄体酮阴道制剂,用药至孕 12 周时即可停药。

宫颈口松弛者应在妊娠 14~18 周时行宫颈环扎术,术后定期随诊,待分娩前拆除缝线。若环扎术后有流产征象,治疗失败时,及时拆除缝线,避免造成宫颈裂伤。

免疫治疗:对不明原因的复发性流产患者行主动免疫治疗,将丈夫或他人的淋巴细胞在女方前臂内侧或臀部作多点皮内注射,妊娠前注射 2~4 次,妊娠早期加强免疫 1~3 次,妊娠成功率达 86%以上。

(七)感染性流产

处理原则:迅速控制感染,尽快清除宫内残留物。

1.轻度感染或阴道出血多

可在静脉滴注有效抗生素的同时进行刮宫,以达到止血的目的。

2.感染较严重但出血不多时

可用广谱抗生素控制感染后再行刮宫术。刮宫时可用卵圆钳夹出残留组织,忌用刮匙全面搔刮,以免感染扩散。术后继续用广谱抗生素,待感染控制后再行彻底刮宫。

3.对已合并感染性休克者

应积极进行抗休克治疗,待病情稳定后再行彻底刮宫;感染严重或盆腔脓肿形成,应行引流手术,必要时切除子宫。

第二节 早 产

满 28 周至不足 37 周(196~258 日)间分娩者称早产。此时娩出的新生儿称早产儿,出生体重多在 2500g 以下,由于各器官发育尚不够健全,易于死亡,出生孕周越小,体重越轻,预后越差。早产儿病死率在发达国家与发展中国家有较大差异,国内报道为 12.7%~20.8%。早产约占分娩总数的 5%~15%。近年来由于早产儿治疗学及监护手段的进步,早产儿的生存率明显提高。

一、原因

(一)感染

绒毛膜羊膜炎是早产的重要原因。感染的来源是宫颈及阴道的微生物,部分来自宫内感染。病原微生物包括需氧菌及厌氧菌、沙眼衣原体、支原体等。

(二)胎膜早破

胎膜早破是造成早产的重要原因。在早产的产妇中,约 1/3 并发胎膜早破。

(三)子宫过度膨胀

双胎或多胎,羊水过多等均可使宫腔内压力升高,以至提早临产而发生早产。

(四)生殖器官异常

如子宫畸形、宫颈内口松弛、子宫肌瘤等。

(五)妊娠并发症

常见的有流感、肺炎、病毒性肝炎、急性肾盂肾炎，慢性肾炎、严重贫血、急性阑尾炎等。有时因医源性因素，必须提前终止妊娠，如妊娠期高血压疾病、妊娠期肝内胆汁淤积症、前置胎盘及胎盘早剥、心脏病、母儿血型不合等。

(六)其他

如外伤、过劳、性生活不当、每日吸烟≥10支、酗酒等。

二、临床表现

早产的主要临床表现是先有不规律宫缩，伴少量阴道血性分泌物，以后可发展为规律宫缩，其过程与足月分娩过程相似。若胎膜早破则出现阴道流水，往往不能继续妊娠。

三、诊断

早产的主要临床表现是子宫收缩，最初为不规则宫缩，常伴有少许阴道流血或血性分泌物，以后可发展为规则宫缩，其过程与足月临产相似，胎膜早破较足月临产多。宫颈管先逐渐消退，然后扩张。妊娠满28周至不足37周出现至少10min一次的规则宫缩，伴宫颈管缩短，可诊断先兆早产。妊娠满28周至不足37周出现规则宫缩(20min≥4次，或60min≥8次)，伴宫颈缩短≥80%，宫颈扩张1cm以上，诊断为早产临产。部分患者可伴有少量阴道流血或阴道流液。以往有晚期流产、早产史及产伤史的孕妇容易发生早产。诊断早产一般并不困难，但应与妊娠晚期出现的生理性子宫收缩相区别。生理性子宫收缩一般不规则、无痛感，且不伴有宫颈管消退和宫口扩张等改变。

四、预防

预防早产是降低围产儿病死率的重要措施之一。

加强营养，避免精神创伤，保持身心健康。妊娠晚期禁止性交；注意休息，宜侧卧位，一般取左侧卧位，可减少子宫自发性收缩，并增加子宫胎盘血流量，改善胎儿的氧气和营养供给；宫颈内口松弛者应在14～18周时作宫颈内口环扎术；加强对高危妊娠的管理，积极治疗妊娠并发症；加强产前保健，及早诊断和治疗产道感染；减少人工流产和宫腔操作的次数，进行宫腔操作时，也要避免对宫颈内口的损伤。

五、处理

根据不同情况决定处理方法。

对先兆早产及早产临产孕妇中无继续妊娠禁忌证、胎膜未破、初产妇宫颈扩张在2cm以内、胎儿存活、无宫内窘迫，应设法抑制宫缩，尽可能使妊娠继续维持。除卧床休息外，给予宫缩抑制剂为主的药物。

(一)β肾上腺受体兴奋剂

此类药物作用于子宫平滑肌的pa受体，抑制子宫平滑肌收缩，减少子宫的活动而延长妊娠期。但心血管不良反应较为突出，如心跳加快、血压下降、血糖增高、恶心、出汗、头痛等。故有糖尿病、心血管器质性病变、心动过速者禁用或慎用。目前常用药物有利托君：近年该药渐成为国内首选、有效药物，100mg加于5%葡萄糖液500mL静脉滴注，初始剂量为5滴/min，根据宫缩调节，每 10min 增加 5 滴，最大量至 35 滴/min，待宫缩抑制后持续滴注 12h，停止静脉滴注前 30min 改为口服 10mg，每 4～6min 一次。用药过程中宜左侧卧位，减少低血压危险，同时密切注意孕妇主诉及心率、血压、宫缩变化，并限制静脉输液量（每日不超过 20 000mL），以防肺水肿。如患者心率≥120 次/分，应减滴数，如心率≥140 次/分，应停药；如出现胸痛，应立即停药并行心电监护。长期用药者应监测血钾、血糖、肝功能和超声心动图。

（二）硫酸镁

镁离子对促进子宫收缩的钙离子有拮抗作用，从而抑制子宫收缩。一般采用 25%硫酸镁 16mL 加于 5%葡萄糖液 100～250mL 中，在 30～60 分钟内缓慢静脉滴注，然后维持硫酸镁 1～2g/h滴速至宫缩＜6 次/小时，每日总量不超过 30g。用药过程中膝腱反射存在、呼吸≥16 次/分及尿量≥17mL/h 或≥400mL/24h。因抑制宫缩所需要的血镁浓度与中毒浓度接近，故肾功能不良、肌无力、心脏病患者禁用或慎用。

（三）前列腺素合成酶抑制剂

前列腺素有刺激子宫收缩、软化宫颈和维持胎儿动脉导管开放的作用。前列腺素合成酶抑制剂可抑制前列腺素合成酶、减少前列腺素的合成或抑制前列腺素的释放以抑制宫缩。常用药物有吲哚美辛、阿司匹林等。由于吲哚美辛可通过胎盘，可能引起动脉导管过早关闭，使用时间仅在孕 32 周前短期使用，最好不超过 1 周。此类药物目前已较少使用。

（四）镇静剂

镇静剂不能有效抑制宫缩，却能抑制新生儿呼吸，故临产后忌用。仅在孕妇紧张时作为辅助用药。

初产妇宫口开大 2cm 以上，胎膜已破，早产已不可避免时，应尽力设法提高早产儿成活率。给予氧气吸入；妊娠＜34 周，分娩前给予地塞米松 6mg 肌内注射，每 12h1 次，共 4 次；为减少新生儿颅内出血发生率，生产时适时作会阴切开，缩短第二产程；分娩时慎用吗啡、哌替啶等抑制新生儿呼吸中枢的药物。

第三节　过期妊娠

过期妊娠是指平时月经周期规则，此次妊娠达到或超过 42 周者。过期妊娠的发生率占妊娠总数的 3.5%～17%。过期妊娠中胎盘功能正常者称生理性过期，占过期妊娠的 60%～80%，胎盘功能减退者称病理性过期，占过期妊娠的 20%～40%。过期妊娠围生儿发病率及病死率明显增高，并随妊娠延长而增加。初产妇过期妊娠胎儿较经产妇胎儿危险性增加。近年来，由于产前及新生儿阶段监测及处理的进步，围生儿病死率已有明显下降，但在过期妊娠，其剖宫产率、胎儿窘迫率、羊水污染率、产程延长的发生率以及新生儿神经损伤均明显高于正常妊娠期分娩的新生儿和产妇。

一、病因

分娩的发动机制是一个复杂的问题，目前尚不完全清楚。因此过期妊娠的病因亦不肯定。

发动分娩的任何一个环节出现障碍，均可造成过期妊娠。现认为过期妊娠与下列因素有关：

1.雌激素水平低

虽然临产的机制十分复杂，但血中雌激素水平的高低与临产有密切关系，过期妊娠可能与血雌激素水平过低有关。

(1)无脑儿：胎儿无下丘脑，使垂体肾上腺轴发育不良，胎儿肾上腺皮质所产生的雌二醇及雌三醇的前身物质，16α－羟基硫酸去氢表雄酮（16α－OH－DHEAS）减少，因此，血中雌激素水平亦不高，在自然临产组中过期妊娠发生率为28%。

(2)胎盘硫酸酯酶缺乏：是一种罕见的伴性隐性遗传病，患者虽然胎儿肾上腺产生了足量的16aOH－DHEAS，但由于缺乏胎盘硫酸脂酶，无法将这种活性较弱的脱氢表雄酮转变成雌二醇及雌三醇，以致发生过期妊娠。

2.内源性前列腺素和雌二醇分泌不足而致黄体酮水平增高

有学者认为过期妊娠系雌孕激素比例失调导致孕激素优势，抑制前列腺素和缩宫素，使子宫不收缩，延迟分娩发动。

3.头盆不称时

由于胎先露部对宫颈内口及子宫下段的刺激不强，容易发生过期妊娠，这是较多见的原因。

4.遗传

有少数妇女的妊娠期较长，多次妊娠均出现过期妊娠，有时尚见于一个家族，说明这种倾向可能与遗传有关。

5.排卵延迟或胚胎种植延迟

可导致过期妊娠。

二、胎盘及胎儿的病理改变

1.胎盘

过期妊娠的胎盘可分为两种类型，一种是胎盘功能正常，胎盘外观和镜检均与足月妊娠胎盘相似。胎盘重量可略有增加，另一种是胎盘功能减退，胎盘出现退行性变化。胎盘绒毛内毛细血管减少，绒毛间质纤维化，合体滋养细胞结节增多，纤维蛋白坏死绒毛增多，使胎盘血供下降，导致胎儿缺血、缺氧。

2.羊水

过期妊娠时，羊水量明显减少，可减至300mL以下；由于胎盘功能低下，胎儿慢性缺氧，使肠蠕动增加，而肛门括约肌松弛，羊水被胎粪污染。

3.胎儿

(1)正常生长：过期妊娠且胎盘功能正常者，胎儿继续生长，体重增加，成为巨大胎儿，颅骨钙化明显，不易变形，难产率增加。

(2)成熟障碍：由于胎盘功能减退，胎盘血流不足以致缺氧及营养供应缺乏，胎儿不易再继续生长发育，出现成熟障碍综合征。成熟障碍综合征可分为3期。

1)第Ⅰ期：由于缺乏皮下脂肪，四肢细长，皮肤干而皱褶，类似羊皮纸，胎脂及胎毛少，指甲少，新生儿表现营养不良，但无胎粪的污染，颅骨硬，但面容反应尚机敏。

2)第Ⅱ期:新生儿表现为第Ⅰ期,但伴有含胎粪的羊水,胎粪可以沾染皮肤、胎盘、胎膜和脐带的表面,但无黄染的表现。

3)第Ⅲ期:新生儿表现如第Ⅰ期,除有胎粪沾染外,新生儿指甲、皮肤黄染、胎盘、胎膜及脐带表面均染成黄绿色。

(3)胎儿宫内发育迟缓小样儿可与过期妊娠并存,后者更增加胎儿的危险性。

(4)胎儿宫内吸入胎粪,使新生儿出生时呼吸困难、持续性缺氧、吸入性肺炎、持续缺氧状态,还可发生中枢神经系统的损害。

(5)胎盘功能低下,可致胎儿宫内缺氧,如胎心改变,羊水减少,胎心电子监护正常,胎盘功能生化检测异常,脐动脉血活检测异常等。

三、诊断

1.核对孕周

月经规律,周期为28～30d者,妊娠≥42周;月经不规律者,以基础体温升高时为受孕日计算孕周,≥40周;月经不规律,未测基础体温者,根据早孕反应出现的时间、胎动时间及孕早期检查子宫大小或20周前B超检查的胎儿大小推算预产期,超过预产期2周以上者,可诊断为过期妊娠。

2.辅助检查

重点监测胎盘功能及胎儿大小及生长发育情况。

(1)胎动计数:过期妊娠胎动多少是胎儿在宫内状态的重要指标。孕妇每天上午8:00～9:00,下午2:00～3:00,晚上7:00～8:00,静坐计算胎动次数,然后将三段时间胎动次数相乘4,代表12h内胎动次数,如<10次,提示有可能胎儿宫内缺氧,应即告知医务人员。

(2)尿雌三醇含量和雌三醇/肌酐(E/C)比值测定:每周检测2～3次。24h尿雌三醇<10mg,或E/C比值<10,或下降50%为胎盘功能低下。

(3)人胎盘泌乳(hPL):正常hPL随孕周的增加而增加,36周达高峰,37周后逐渐下降。孕末期hPL<4mg/L表现胎儿危险。

(4)妊娠特异性β糖蛋白(SP1):SP1于孕4周始增加,孕88周达高峰,39周稍下降,维持到分娩。过期妊娠时SP.随孕周的增加而下降,需动态观察。

(5)无应激试验(NST)及宫缩应激试验(CST):每周行NST检查2次,无反应者行CST。CST阳性表明胎儿窘迫。过期妊娠者需每日行NST 1次,如有需要,NST观察时间可延长至60min。

(6)生物物理评分(BPS):包括NST、胎儿呼吸运动(FBM)、胎动(FM)、胎儿肌张力(FT)、羊水量(AFV)5项,每项2分。5项指标中的4项(除羊水量)反映胎儿神经系统对各种生物物理活动的调节功能。5项中羊水量是胎儿缺氧的敏感指标。如NST和AFV两项正常,不必处理。而AFV单项减少时,即使其他指标正常,也应作为终止妊娠的指征。AFV减少标准是羊水池深度<2.0cm或羊水指数(4个羊水池最大径线值相加)≤5cm。

(7)羊膜镜检查:羊水混浊有胎粪者考虑胎盘功能不良,胎儿宫内窘迫。羊膜镜检只适用于宫颈已开大,胎膜完整者。

(8)胎儿大小及生长情况估计:由于大部分过期妊娠的胎盘功能属正常范围,胎儿仍在生长，胎儿常偏大。用B超测量胎儿各有关径线值以了解胎儿大小情况。如胎儿双顶径、股骨长、小脑横径、胸围、腹围等，现在常采用多个变量的计算方式来更准确地估计胎儿体重。

四、治疗

过期妊娠影响胎儿安危，应避免过期妊娠的发生。国内学者多主张妊娠达41周应终止妊娠。国外有学者主张定期检测胎盘功能，每日NST监测，每周2次B超检查，若胎儿缺氧，需立即终止妊娠。

1.终止妊娠方法

(1)引产：胎盘功能正常，胎心好，OCT(－)，宫颈已成熟，无引产禁忌者，可行人工破膜；如羊水较多且清亮者继之以静点缩宫素引产。宫颈不成熟者，先促宫颈成熟，然后行人工破膜及缩宫素引产。引产过程中需严密观察产程进展，监护胎心率，有条件时应采用胎心监护仪持续监护，因为过期妊娠的胎儿对缺氧的耐受力下降，虽然有些胎儿产前监护正常，但临产后宫缩应激力显著增加，可超过胎儿的储备力，导致胎儿宫内窘迫，甚至死亡。为避免缺氧，产程中应充分给氧。静脉滴注葡萄糖液，以增加胎儿对缺氧的耐受能力。

(2)剖宫产：过期妊娠出现胎盘功能低下、胎儿窘迫、羊水过少、巨大儿、引产失败或人工破膜后发现羊水粪染、产程进展缓慢等，需行剖宫手术。

2.过期产儿的处理

胎儿娩出前做好一切抢救准备。胎头娩出后即应清理其鼻腔及鼻咽部黏液和胎粪，必要时行气管插管新生儿气管内羊水和胎粪。新生儿出生后，如有轻度窒息，可面罩给氧；重复窒息清理呼吸道后行气管插管，人工呼吸，脐静脉推注碳酸氢钠、地塞米松纠正酸中毒。必要时行胸外心脏按压，心内注射肾上腺素。

第四节　妊娠剧吐

妊娠剧吐是指在妊娠早期出现的，以呕吐为主要症状的综合征。约50%的妊娠妇女有不同程度的择食、食欲缺乏呕吐等，妊娠4个月左右可自然消失，称之为早孕反应。因为症状多出现于清晨，故又称晨吐。

若早孕反应严重，呕吐频繁，不能进食，造成饥饿、脱水、酸中毒以致代谢紊乱，影响健康，甚至威胁生命，则为妊娠剧吐，其发生率为0.3%～1%。

一、病因

病因至今尚无确切学说，与如下因素有关，常常并非单一因素。

1.内分泌因素

早孕期，绒毛膜促性腺激素hcG急剧上升，水平越高，反应越重，如双胎、葡萄胎等，故一般认为妊娠剧吐与hcG水平急剧增高有关，但个体差异大，不一定与hcG成正比；有人提出妊娠剧吐与血浆雌二醇水平迅速上升有关；部分患者有原发性或继发性促肾上腺皮质激素或肾上腺皮质激素功能低下，如Addison病，妊娠剧吐多见；妊娠合并甲状腺功能亢进，妊娠剧吐常见。

2.精神社会因素

精神过度紧张、丘脑下部自主神经功能紊乱；某些对妊娠有顾虑的孕妇，妊娠反应往往加重；生活不安定、社会地位低、经济条件差的孕妇好发妊娠剧吐。

3.来自胃肠道的传入刺激

早孕期胃酸的分泌减少，胃排空时间延长，胃内压力增高，刺激呕吐中枢。

二、病理生理

病理生理变化主要是继发于脱水及饥饿。

频繁呕吐导致脱水、血容量不足、血液浓缩细胞外液减少，胃液严重丢失，出现低血钾、低血钠、低血氯等电解质紊乱及碱中毒；在饥饿状态下，糖供给不足，肝糖原储备减少，脂肪分解加速。以供给热量，脂肪氧化不全，其中间产物丙酮，乙酰乙酸及β—羟丁酸增多，故出现酮血症、酸中毒；由于营养摄入不足，蛋白质分解加速，发生负氮平衡，体重下降，贫血、血浆尿素氮及尿酸升高；由于脱水，血容量减少，血液浓缩、肾小球血流量减少、尿量减少。

肾小球通透性增加，导致血浆蛋白漏出，尿中出现蛋白或管型；肾小管可发生退行性变，排泄功能减退，肾功能受损，故尿素氮及血尿酸升高，血钾升高；因脱水、肝糖原减少，肝小叶中心部位发生细胞坏死、出血、脂肪变性，导致肝功能受损，肝功能异常（GPT及碱性磷酸酶升高）、血胆红素升高及出血倾向；多发性神经炎，由于维生素缺乏及酮体的毒性作用，使神经轴突有不同程度变性，髓鞘变性，表现为肢体远端对称性感觉障碍和迟缓性瘫痪。严重者可出现中毒性脑病。

三、诊断

1.症状

停经6周后出现食欲缺乏、恶心、剧烈呕吐，出现疲乏无力、明显消瘦。

2.体征

血压降低，脉搏细微，体温轻度升高，体重减轻，皮肤弹性差，皮肤可见黄疸及出血点，尿量减少，严重者意识模糊，甚至昏睡状态。

3.辅助检查

(1)血液检查：测定血红细胞计数、血红蛋白、血细胞比容、全血及血浆黏度，以了解有无血液浓缩。测定二氧化碳结合力，或作血气分析，以了解血液pH、碱储备及酸碱平衡情况。测定血钾、钠、氯，以了解有无电解质紊乱。测定血酮体定量检测以了解有无酮血症。测定血胆红素、肝肾功能、尿素氮、血尿酸等，必要时测肾上腺皮质功能及甲状腺功能。

(2)尿液检查：计算每日尿量，测定尿比重、酮体、作尿三胆试验、尿酮体检测。

(3)心电图检查：以及时发现有无低血钾或高血钾影响，并了解心肌情况。

(4)眼底检查：以了解有无视网膜出血。

四、鉴别诊断

行B超检查，排除葡萄胎而肯定是宫内妊娠；应与引起呕吐的消化系统疾病相鉴别，如传染性肝、胃肠炎、十二指肠溃疡、胰腺炎、胆道疾病、胃癌；应与引起呕吐的神经系统疾病相鉴别，如脑膜炎、脑瘤等；应与糖尿病酮症酸中毒相鉴别；应与肾盂肾炎、尿毒症等相鉴别。

五、并发症

1.低钾血症或高钾血症

如未能及时发现和及时治疗，可引起心脏停搏，危及生命。

2.食管黏膜裂伤或出血

严重时甚至可使食管穿孔，表现为胸痛、剧吐、呕血，需急症手术治疗。

六、治疗

1.轻度妊娠呕吐

可给予精神劝慰，休息，避免辛辣食物，少量多次进食，服用镇静、止吐药物。

2.中、重度妊娠呕吐

需住院治疗。

(1)禁食，先禁食 2～3d，待呕吐停止后，可试进流质饮食，以后逐渐增加进食量，调整静脉输液量。

(2)输液量依脱水程度而定，一般每日需补液 2000～3000mL，使尿量达到每日 1000mL。输液中加入维生素 B_6 及维生素 C，肌内注射维生素 B_1，根据血钾、血钠、血氯及二氧化碳结合力(或血气分析结果)情况，决定补充剂量。营养不良者，可静脉滴注氨基酸，脂肪乳剂等营养液。

(3)糖皮质激素的应用。若治疗数日后，效果不显著，加用肾上腺皮质激素，如氢化可的松 200～300mg 加入 5%葡萄糖液 500mL 内静脉滴注，可能有益。

3.终止妊娠的指征

经上述积极治疗后，若病情不见好转，反而出现下列情况，应从速终止妊娠：持续黄疸；持续蛋白尿；体温升高，持续在 38℃以上；心率超过 120 次/分；多发性神经炎及神经性体征；并发 Wernicke－Korsakoff 综合征。

七、Wernicke－korsakoff 综合征

Wernicke 脑病和 Korsakoff 精神病是 B 族维生素，(硫胺素)缺乏引起的中枢神经系统疾病，两者的临床表现不同而病理变化却相同，有时可见于同一患者，故称为 Wernicke－Korsakoff 综合征。

1.发病机制

维生素 B_1 属水溶性维生素，是葡萄糖代谢过程中必需的辅酶，也是神经系统细胞膜的成分，B 族维生素严重缺乏时可造成有氧代谢障碍和神经细胞变化坏死。在机体有氧代谢过程中，丙酮酸经丙酮酸脱氢酶系(PDHC)作用生成乙酰辅酶 A 进入三羧酸循环。PDHC 中丙酮酸脱羧酶是需硫胺酶，维生素 B_1 以焦磷酸硫胺素(TPP)的形式参与其辅酶组成。妊娠剧吐造成维生素 B_1 严重缺乏，PDHC 活性下降，丙酮酸不能完全进入三羧酸循环彻底氧化供能，血清丙酮酸水平升高；当 PDHC 活性降到正常活性的 50%以上时，糖代谢即不能顺利进行，组织供能受影响。脑组织对缺血缺氧敏感，丧失三磷酸腺苷(ATP)及其他高能物质后，则可引起脑组织细胞变性、坏死、组织自溶；同时，乙酰胆碱等神经介质合成障碍，出现神经和精神症状。此外，TPP 也是转酮酶的辅酶成分，转酮酶与脑的葡萄糖代谢有关，参与糖代谢的磷酸戊糖途径，保证细胞 5－糖磷酸和 6－糖磷酸的转化。但在 Wernicke－Korsakoff 综合征患者中，至

今未发现转酮酶内在异常的证据，说明转酮酶活性降低是受维生素 B_1 缺乏的外在影响所致。

妊娠剧吐并发 Wernicke－Korsakoff 引起中央脑桥髓鞘脱失，对其发生机制目前仍有争议，一般认为是低钠血症纠正过快的结果。有研究发现，低磷酸盐血症可引起包括中枢神经系统在内的多器官损害，并可导致类似 Wernicke－Korsakoff 的综合征。也有学者通过研究随时间的延长 MRI 呈现出现的中央脑桥髓鞘脱失病变图像的变化，证明低磷酸盐血症，而非低钠血症，在中央脑桥髓鞘脱失的发病机制中起一定作用。

Wernicke－Korsakoff 综合征的基本病理改变表现为下丘脑、丘脑、乳头体、中脑导水管周围灰质、第三脑室壁、第四脑室底及小脑等部位毛细血管扩张、毛细血管内皮细胞增生及小出血灶，伴有神经细胞、轴索或髓鞘的丧失、多形性小胶质细胞增生和巨噬细胞反应。在 CT 或 MRI 上表现为丘脑及中脑中央部位病变，乳头体萎缩及第三脑室及侧脑室扩张，大脑半球额叶间距增宽。另外，Wernicke－Korsakoff 综合征的一些少见的病理改变视盘肿胀和出血、视盘炎双侧尾状核病变，伴有脑室周围、丘脑和下丘脑及导水管周围灰质的对称性病变。

2.临床表现

有妊娠剧吐的症状、体征及实验室检查发现；遗忘，定向力障碍及对遗忘事件虚构，病情严重时由于中脑网状结构受损害而出现意识模糊、谵妄或昏迷；眼肌麻痹，系由于脑内动眼神经核与滑车神经核受累；如病变损及红核或其联系的纤维，则可出现震颤、强直及共济失调；可能有维生素 B_1 缺乏引起的其他症状，如多发性神经炎等。

3.处理

Wernicke－Korsakoff 综合征病死率较高，常死于肺水肿及呼吸肌麻痹。

凡疑似病例，即应终止妊娠并予以大剂量 B 族维生素 1500mg 静脉滴注或肌内注射，以后 50～100mg/d，直至能进足够食物。每日静脉滴注 10％葡萄糖液及林格液，总量 3000mL/d，有报道用葡醛内酯（肝泰尔）治疗妊娠剧吐可有一定的效果，用法：葡醛内酯 500mg＋10％葡萄糖液 40mL，静脉推注，每日 2 次，7d 为一个疗程。为防止致死性并发症，应严格卧床休息。出院后给予足量多种维生素和维生素 B_1。

经合理治疗后，眼部体征可痊愈，但共济失调、前庭功能障碍和记忆障碍常不能完全恢复。如不及时治疗，病死率达 50％，治疗患者的病死率约 10％。

第五节　胎儿水肿

胎儿水肿综合征是一种极易致死的胎儿异常。发生在胎儿和婴儿早期，指胎儿细胞外液体的过量积聚，表现为全身软组织高度水肿，可有胸腔和腹腔大量液体积聚，心肝脾增大，严重者致胎儿死亡或出生后出现溶血、核黄疸等症状。围生儿病死率很高，而且胎儿水肿、胎盘巨大、子宫紧张度增高，容易引起孕妇妊娠高血压疾病、产后大出血等严重并发症。

一、胎儿水肿分类

胎儿水肿有免疫性（IHF）和非免疫性（NIHF）之分。

(一)免疫性水肿

是指孕妇和胎儿血型不合引起的胎儿或刚出生婴儿免疫性溶血，是一种同族血型免疫性疾病。主要是由 ABO 血型和 Rh 血型不合引起。尽管胎儿自身具有防护机制，孕妇仍须重视，定期产前检查，血型抗体筛查，B 超监测。有报道 ABO 血型不合致溶血病发生率占 2%～2.5%。Rh 血型不合为 5%。随产科诊断水平提高以及抗 RhD 血清的使用，免疫性胎儿水肿发病率已明显降低。

(二)非免疫性水肿

原因常见的有：心血管畸形和功能异常—房室瓣膜闭锁不全、心力衰竭、大血管畸形等，染色体异常，胎盘异常，胎母间和双胞胎间通过血管吻合引起的输血综合征，贫血，胎儿肺部畸形和子宫内感染细菌病毒(如细小病毒、链球菌、螺旋体、巨细胞病毒柯萨奇病毒、弓形虫等)。

二、诊断与鉴别诊断

目前诊断标准为：身体 2 个或 2 个以上器官出现过量细胞外液，包括皮肤水肿(≥5mm)、胎盘增厚(>6mm)或羊水过多。

(一)超声检查

B 超提供最可靠和最为直接的方法。B 超下可看到胎儿胸部和腹部有大量的液体聚集，心胸比例增大，肝大，胎儿头皮、各部分皮肤及皮下软组织增厚，胎盘增大，羊水增多，畸形等。由于心血管疾病是非免疫性胎儿水肿的最常见病因，一旦发现胎儿水肿需进行胎儿心脏超声检查。此为检测胎儿大脑中动脉血流、胎儿骨骼系统评估以及胎儿腹部回声异常，对水肿的病因也有提示意义。

(二)血液学检查

孕妇血型和 Coombs 实验进行免疫性病因诊断；TORCH 及微小病毒 B19 检查宫内感染因素；血红蛋白和血清电泳检查筛查 a 珠蛋白生成障碍性贫血；早—中孕期血清学筛查发现非整倍体染色体异常胎儿。

(三)羊水穿刺及脐血穿刺

进行胎儿染色体核型分析，也可进行羊水培养检查巨细胞病毒感染。

三、治疗方案及选择

胎儿水肿的处理应根据病因、胎儿状况和医疗条件而定。通常胎儿患致死畸形、严重缺陷、出生后生存能力低下者应终止妊娠；有产前治疗指征和条件的可宫内治疗。对病情轻微且近足月的胎儿可分娩后处理。胎儿水肿的预后与其病因密切相关，免疫性胎儿水肿经宫内输血治疗，存活率可达 74%。而非免疫性胎儿水肿预后较差。

(一)羊膜腔穿刺

双胎输血综合征经羊膜腔穿刺放出羊水，可降低羊膜腔压力，改善输血胎儿的血供，延长孕周。

(二)胎儿镜手术

严重的双胎输血综合征，可通过胎儿镜激光电凝胎盘血管吻合支，阻断胎盘血液分流。

(三)宫内胎儿输血

适用于严重贫血胎儿，可在 B 超引导下穿刺，经胎儿腹腔或脐血管输血治疗，改善胎儿贫血和水肿状况。治疗过程中应密切观察胎儿水肿状况以进行疗效判定。

胎儿水肿对母胎的威胁都极大,可导致羊水过多、镜像综合征、子痫前期、贫血和产后出血。因此需重视对孕妇的产前检查,按照高危妊娠处置。免疫性胎儿水肿预后和非免疫性胎儿水肿相比,预后相对较好,大部分非免疫性胎儿水肿并不适合孕期治疗,存活率低下,对其进行病因检查需通过侵入性诊断,有一定胎儿丢失风险,需在术前进行病情告知。

第六节　胎儿溶血性疾病

母婴血型不合引起的新生儿溶血病(HDN)是因母婴血型不合,母亲的血型抗体通过胎盘引起胎儿、新生儿红细胞破坏。这类溶血性疾病仅发生在胎儿与早期新生儿,是新生儿溶血性疾患中相当重要的病因。胎儿主要表现为溶血性贫血、心力衰竭和水肿等。自 1900 年 Landsteiner 发现了 ABO 血型,一个世纪以来,已经定义了 300 多种可遗传的血型抗原,分别归于 29 个遗传学上分离的系统中。每个系统都具有包含着由一个单基因或由两个或多个紧密连锁的同源基因编码的一种或多种特异性。ABO/Rh 血型是人类两个主要的血型,母婴血型不合主要有 ABO 和 Rh 两类,两者所占比例因人种差异而不同,在我国 ABO 型较多见,占所有妊娠的 20%～25%,而 Rh 型约占 0.34%,其他血型抗体有 MN、Lew、Kell 和 Fya 等血型系统。

一、Rh 血型不合溶血性贫血

Rh 是人类血型系统中最复杂的一种,Rh 基因位于第一对染色体上,至少有 45 个表位,有两种 Rh 蛋白有两个高度同源的基因所编码:RHD 编码 D 抗原,RHCE 编码 Cc、Ee 抗原。其中 D 抗原性最强,故临床上将红细胞上具有 D 抗原者,称为 Rh 阳性[Rh(+)],缺乏 D 抗原者,称为 Rh 阴性[Rh(-)]。我国汉族人中 Rh 阳性者占绝大多数,因此 Rh 血型不合发病率不高。母亲为 Rh 阴性,父亲为 Rh 阳性,其子女有 65%的可能性为 Rh 阳性,其中约有 10%可能发生 Rh 溶血病。一般第一胎不受影响,因胎儿红细胞除有偶然情况外,不能通过胎盘进入母体,故母体不产生抗 D 抗体,但是分娩时胎儿红细胞可以进入母体循环而渐产生抗 D 抗体,因此在第一胎以后的胎次中可以发生溶血。胎次越多,溶血情况越重。此外也偶见母子均为 Rh(+)而发生本病者,这是由于其他因子如 E、e、C、c 等不合,以致母体产生抗 E、抗 e、抗 C、抗 c 等抗体引起。Rh 血型不合溶血病的临床表现往往起病早、病情重、病程长,发生胎儿贫血、水肿、心力衰竭等,新生儿晚期贫血、溶血性黄疸和核黄疸等,严重者甚至发生死胎和新生儿死亡。

本病已确知为母儿间同种免疫所致,在妊娠期往往无明显的临床表现,故诊断主要依靠实验室的特异抗体检查。凡既往有不知原因的死胎、流产或新生儿重度黄疸史的孕妇,都应检查其血清中有无特异性抗体。

(一)产前检查

1.血型检查

有不良分娩史的妇女在再次妊娠前需要进行血型检查。所有妇女不管其既往内科史或产科史如何，都应该在初次产前检查时进行血型检查。若孕妇血型为O型或Rh阴性，需要进行配偶的血型检查。一些患者虽然ABO或Rh血型系统夫妇相配，但临床症状高度怀疑胎儿或新生儿溶血可能，或者孕妇血液中发现不规则抗体，需要进行Rh全套和特殊血型检查。若夫妇血型不合，需要测定孕妇的特异血型抗体。

2.母体血清抗体检查

对没有致敏但有危险的Rh阴性孕妇来说理想的处理是，从第18～20周开始每月做一次间接Coombs试验。第一次测定可作为抗体基础水平，以后每隔4周重复一次，测抗体上升速度。如果在同一家医院使用稳定的技术做母体间接Coombs抗体滴度，结果既具有可重复性，又在预测严重胎儿疾病方面具有临床价值。抗D抗体滴度自1∶2开始即有意义，抗D滴度达到1∶16，胎儿溶血情况加重。每个实验室都应有一个最低滴度，低于该滴度则不会发生重度胎儿溶血性疾病。在第一次被致敏的妊娠中，用抗体滴度超过阈值来预测胎儿危险的价值最大，抗体滴度与胎儿溶血程度成正比。在以后的妊娠中，抗体滴度不是选择处理措施的充分根据。

3.胎儿超声检查

一些研究者发现，胎儿贫血的发生伴随着胎儿大脑中动脉收缩期峰值流速而升高，虽然我们发现至少有一半的贫血胎儿可以表现为正常的峰值流速，但相对于胎儿孕周的高峰值流速还是可以提示贫血的。总的来说，测量大脑中动脉峰值流速是一种非常好的、无创伤的监测胎儿贫血的手段。其他一些可以预测胎儿贫血，或可在胎儿水肿出现之前就出现的一些超声学表现包括：羊水量的改变，肝、脾的长度或厚度的改变，胎盘厚度增加，小肠回声增强以及双侧心室的直径变化等。

4.聚合酶反应(PCR)检测胎儿RhD

用聚合酶链反应(PCR)技术可以快速地测定羊水细胞或者胎盘活检标本上的胎儿血型抗原，其敏感性和特异性分别为98.7%和100%。阳性、阴性预测值分别为100%和96.9%。与脐带穿刺和血清学检查比较，羊水穿刺PCR技术鉴定胎儿RhD可降低4倍围生病死率。有危险的孕妇在中期妊娠做羊水穿刺或绒毛取样(CVS)后，测定胎儿的Rh基因型应该成为一个标准。如果结果为阴性，则不需要进一步随访。

5.羊水的分光光度测量

正常的羊水透明无色，重症溶血病羊水呈黄色。胎儿溶血程度愈重羊水胆红素就愈高，故羊水检查结果对进一步处理方法的决定有参考价值。450nm处的光密度与羊水中胆红素含量有关。该处光密度增加可出现胆红素膨出部。此膨出部的高度与胎儿疾病的严重程度有一定的关系。

6.胎儿血样检测

脐带穿刺抽取胎儿血样进行检测可以直接准确地评估胎儿贫血。第一次进行脐带穿刺的时间选在上一胎受累的胎儿需接受宫内输血治疗时孕周的前几周，或者是大脑中动脉峰值流速上升时。从胎血标本中可以检测胎儿的血型、总胆红素、全血细胞数量以及人工网织红细胞计数和直接Coombs实验。如果胎儿在抽血检查时尚无贫血，那么直接Coombs实验强阳性或人工网织红细胞计数在95%的可信区间以外者有发展成为产前贫血的可能，应高度重视。

直接进行胎儿血样检查较羊水检测具有许多优越性。其诊断的敏感性和特异性以及对胎儿贫血的预测准确性均较羊水检测高许多。直接检测法诊断胎儿贫血的假阳性率为零，假阴性率也十分低。但是脐带血管穿刺具有一定的风险，为了减少发生胎膜早破、羊膜炎以及加重母体致敏的风险，要尽可能减少侵入性操作，尤其是应用穿刺针引导时。

（二）产后检查

新生儿出生后，需密切观察其临床表现，如贫血、水肿、肝脾大，黄疸出现时间及进展情况，若黄疸出现早，进展快而疑及本病时做下列检查。

1.红系计数测定

如果红细胞和血红蛋白下降，有核红细胞和网织红细胞增高等表示患儿可能存在溶血，但不能凭此而确诊，生后诊断的主要依据是血清特异性免疫抗体的检查（正常新生儿第1天网织红细胞可超过6%，生后1～2d外周血每100个白细胞中可以找到有核红细胞2～10个）。出生后同时随访胆红素，如果48h内间接胆红素达到20mg/dL有换血指征。

2.血清特异性免疫抗体检查

（1）检查母婴的血型（ABO及Rh血型）：了解它们之间是否不合。

（2）检查婴儿红细胞是否致敏：直接抗人球蛋白试验阳性，说明婴儿红细胞被血型抗体致敏。并可做释放试验以了解是哪种Rh血型抗体。

3.检查婴儿血清有无血型抗体存在及其类型

游离抗体试验，在Rh血型不合时，用婴儿血清与各标准红细胞（CCDee，CcDEE，ccDee，Ccdee，ccdEe，ccdee）做抗人球蛋白间接试验来检查。

4.检查母亲血清中有无抗体

抗人球蛋白间接试验可以证实。由于Rh血型抗体只能由人类红细胞引起，故在母体血清内有Rh血型抗体存在，对新生儿Rh溶血病的诊断有相当参考价值。如要确诊，必须婴儿直接抗人球蛋白试验阳性，只有婴儿红细胞被致敏才会发病。

（三）诊断

本病的临床症状是由溶血引起，症状的轻重程度与母亲抗体的量、胎儿红细胞被致敏程度和胎儿代偿能力等因素有关。

1.胎儿水肿

多见于病情重者，患儿全身水肿，苍白，皮肤瘀斑。腹腔积液，腹腔积液，心音低，心率快，呼吸困难，肝脾大。活产的水肿儿中多数为早产。如不及时治疗常于生后不久即死亡。不少胎儿水肿者为死胎。水肿的发生与低血浆蛋白有关，因髓外造血与缺氧影响肝功能，部分患儿尚发生心力衰竭亦加剧水肿。这类患儿胎盘水肿重量与新生儿体重之比可达1∶（3～4）（正常为1∶7）。

2.黄疸

胎儿由溶血而产生的胆红素都由母肝代为处理，故新生儿脐血一般无黄疸，重者可以有0.3mg胆红素，生后处理胆红素责任全在于胎儿自已，再加之肝功能也还不够健全，生后4～5h即见黄疸，并迅速加深，于生后3.4d达到峰值，超过340μmol/L（20mg/dL）者不少见。出现早，上升快，是Rh溶血症患儿黄疸的特点，胆红素以未结合胆红素为主。但有少数患儿在病程恢复期结合胆红素明显升高，出现“胆汁淤积综合征”。因为肝内有广泛髓外造血灶，巨细胞形成，胆管增生，淤积胆汁肝区纤维化，胆小管中心坏死等。还有部分严重贫血的胎儿水肿。髓外造血造成毛细管阻塞，亦可有“阻塞性黄疸”。

黄疸开始时出现在脸部（血清胆红素为 68～102μmol/L），如胆红素值上升则四肢和躯干也出现黄疸，最后波及手心及足底。胆红素＞(15～18)mg/dL 时，面部躯干均呈橙黄但手足心仍为淡黄，但如胆红素＞20mg 手足底也转为橙黄。10d 新生儿血胆红素在 231μmol/L 时肝功能均无损害，血糖降低 2.42mmol/L 应注意肝功能。

Rh 与 ABO 溶血症比较，Rb 有较多病例在 24h 内出现黄疸，而 ABO 多在生后 2、3d。重庆报道全部 Rh 溶血病的黄疸在 24h 内出现，12h 内出现 15 例。

3.贫血

程度不一。轻度溶血者脐带的血红蛋白＞140g/L；中度溶血者脐带血＜140g/L。重者则可低于 80g/L，且常伴有胎儿水肿。出生后溶血继续进行，贫血较刚出生时明显。部分 Rh 溶血病患儿在生后 2～6 周发生明显贫血（Hb＜80g/L），称为晚期贫血。这是由于部分患儿早期症状并不严重，无须换血治疗，但 Rh 血型抗体却在体内持久（超过 1～2 个月）存在，继续溶血而导致晚期贫血，即使早期症状较重而做了交换输血的患儿中仍有部分小儿发生晚期贫血，因为交换输血只能换出部分血型抗体。此外换入的成人红细胞氧离曲线较新生儿的右移，较易释氧，能减轻组织缺氧，但红细胞生成却减少。

4.胆红素脑病（核黄疸）

早在 1904 年，Schmorl 对 1 例因重症黄疸而死亡的新生儿进行尸解就发现其脑基底核被黄染，并首次命名为核黄疸。此种黄染物质经分析确定为未结合胆红素，它可导致神经细胞的中毒性病变，故又称“胆红素脑病”。

胆红素脑病病变最明显处是脑基底核，呈鲜亮黄色或深黄色；其他部位如海马沟、视丘、视丘下棱、苍白球、壳核、顶核、尾状核、脑室核、小脑小叶和脊髓前角等均呈淡黄色；小脑、廷脑、大脑半球的白质和灰质也可受影响，但更轻淡些。

基底核神经细胞在新生儿期生理及生化代谢方面最活跃。耗氧量及能量需要量均最大。故基底核最易受损。胆红素进入脑细胞后可能使脑细胞的线粒体氧化的偶联作用脱节，因此脑细胞的能量产生受到抑制，使脑细胞损害。导致新生儿核黄疸的原因有以下几个方面。

(1)新生儿胆红素脑病与血脑屏障的成熟度：完整的血脑屏障具有栅栏作用，可限制某些物质（如胆红素等）进入中枢神经系统，所以对脑组织有保护作用。但由于缺氧、感染、低血糖及酸中毒等的影响，其通透性有所改变，屏障作用受到破坏，即所谓“血脑屏障开放”。此时不仅游离胆红素可进入脑组织，而且与清蛋白联结的未结合胆红素也可进入。某些药物可影响血—脑屏障，尤当新生儿期血脑屏障不够成熟，胎龄不足的早产儿更是如此。生后头几天新生儿血脑屏障的通透性较大，胆红素易于透过，因此可认为新生儿血—脑屏障易于发生核黄疸。

(2)游离胆红素梯度：未结合胆红素（UCB）系脂溶性，它与富有脑磷脂的神经细胞有亲和力。当 UCB 与清蛋白连接成为复合物后，因分子量大，一般情况下不能透过血脑屏障。但不与清蛋白联结的 UCB 可通过，进入中枢神经细胞引起胆红素脑病。凡能使血清游离胆红素浓度增高的因素如：UCB 浓度过高；清蛋白含量过低；存在竞争夺取清蛋白上联结点的物质均可导致胆红素脑病。血与脑游离胆红素梯度愈高,则其进入脑的量愈多,核黄疸的发生率也愈高。

(3)胆红素浓度:足月新生儿当无其他并发症时,其总胆红素浓度在307.8～342.0μmol/L(18～20mg/dL)以下时很少会发生胆红素脑病。当总胆红素>342.0μmol/L(20mg/d)时就有可能导致部分新生儿发生胆红素脑病。未成熟儿的总胆红素浓度为256.5μmol/L(15mg/dL)或更低时就可能发生核黄疸。

(4)胆红素脑病与其他因素:某些高危因素可能直接或间接地促成核黄疸。如早产儿脑底神经核需氧多,代谢率高,当胆红素通过血脑屏障后就易受影响。早产儿血清蛋白含量偏低,致使胆红素与清蛋白的联结点减少;又如窒息缺氧、感染性脑膜炎、酸中毒及低蛋白血症等可减少胆红素与清蛋白的联结量;药物、饥饿及低血糖等可夺取联结点面降低血脑屏障的保护作用。在处理新生儿高胆红素血症时,应及时考虑这些因素对血—脑屏障功能的影响。

临床分期:有人将进行性出现的神经症状分为四期,第1～3期出现在新生儿期,第4期在新生儿期以后出现。

1)第1期—警告期:足月儿常在生后2～5d出现,早产儿7d出现骨骼肌张力减退、嗜睡及吸吮反射减弱,呼吸暂停、精神萎靡、呕吐、四肢舞动、低热、拥抱反射消失等非特异性症状。

2)第2期—痉挛期:主要特点为痉挛、角弓反张和发热,尖叫,呼吸困难,心动过缓。轻者仅有眼直、凝视、为时很短;较重者两手握拳,双臂伸直,外展强直;重者头向后仰、角弓反张,抽搐后肢体出现弛缓。痉挛程度轻或重,时限长或短,对诊断同样有意义。发热常出现于第2期初,与痉挛并存者占80%。

3)第3期—恢复期:大都始于生后第1周末,首先是吸吮力和对外界反应渐恢复,继而呼吸好转,痉挛渐减或消失。

第1期12～24h,第2期12～24h,最长48h,若病情好转,则进入第3期,约需2周之久。各期时限可随病情轻重而变,轻者可停止于第1期,数天后渐好转,重者在第1期内就可死亡。

4)第4期—后遗症期:凡未予治疗或病情发展及症状出现缓慢的患儿,日后仍可出现后遗症,但某些后遗症状经2～3个月以后似可逐渐恢复,其预后尚难肯定。部分患儿仅有轻度或中度的神经肌肉功能不协调、耳聋或轻微脑功能障碍,可单独或同时存在,直到患儿上学时才消失,智能发育和运动障碍可能平行出现。

(四)辅助检查

1.血抗体测定

Rh阴性的孕妇应检查其丈夫的Rh血型。若不合,测产妇抗体。第1次测定一般在妊娠第16周进行,这可作为抗体的基础水平。然后于28～30周再次测定,以后隔2～4周重复1次,抗体效价上升者提示胎儿很可能受累,当抗体滴度达1∶16时宜做羊水检查。血浆内抗体多是IgG抗体,有人测定证实,有IgG及IgG抗体的比只有IgG重,胎儿水肿出现在20周。而只有IgG的出现在27周。只有IgG,抗体的4/5得病,而同时有IgG,及IgGs的都发病,IgGz及IgG,不能免疫。还有测血中红细胞吞噬作用证明50%阳性则为重症,20%阳性则为轻症。

2.羊水检查

羊水在450～460nm处光密度膨出部的光密度读数在妊娠不同阶段并不是一致的，故同一450nm处光密度膨出部的读数在妊娠不同阶段有不同意义，凡膨出部值在Ⅱ区者提示胎儿未发病或病情为轻度，在Ⅱ区病情属中等度。在川区则表明病情严重。再分光度计测450nm，仪器设备要求较高，亦用测定胆红素法，羊水胆红素<8.55μmol/L者，估计胎儿红细胞破坏不严重；可视为孕妇健康，考虑等待自然分娩，大于此值如L/S值≥2.0应考虑终止妊娠，如>17.1mol/L者L/S≥2.0即应终止妊娠。

3.B超检查

重度胎儿水肿并发腹腔积液时B超可检出胎儿腹部有液性暗区，其中间可见漂动的肠曲、肝等脏器；胎儿水肿时则胎儿周身皮肤包括头皮厚度增加，呈双线回声。

4.单层细胞分层试验

用正常血液对患者红细胞做血单核细胞分层试验其阳性的敏感性是91%，而阳性的准确率是100%，而对照羊水准确率为60%。单核细胞分层后不必再做B超或羊水穿刺，可做初筛试验。

5.产后诊断

病史及临床体征考虑本病时应进一步做实验室检查。红细胞及血红蛋白下降，网织红细胞增高(生后第1天网织红细胞可超过0.06)，有核红细胞增高(生后1～2d周围血每100个白细胞中可以找到核红细胞超过2～10个)等仅提示患儿可能存在溶血，不能凭此而确诊。生后诊断的主要依据是血清特异性免疫抗体的检查。

(1)检查母、婴的Rh血型是否不合。

(2)检查婴儿红细胞是否被致敏，抗人球蛋白试验直接法阳性说明婴儿红细胞被血型抗体致敏。并可做释放试验以了解是哪种Rh血型抗体。

(3)检查婴儿血清中有无血型抗体存在及其类型，将婴儿血清与各标准细胞(CCDee，ccDEE，Ccdee，ccdEe，ccdee)做抗人球蛋白间接试验。

若一患儿血清与上述各标准红细胞做抗人球蛋白间接试验，结果CCDee，ceDEE，ceDee，cedEe组发生凝集(阳性)，而Cedee、cedee组阴性，则可判断该患儿血清无抗C、抗c及抗e抗体。ccDee、ecdEe组阳性分别表明有抗D、抗E抗体，CCDeeccDEE组凝集亦因含D、E抗原有关。

(4)检查母体血清中有无血型抗体存在，做间接抗人球蛋白试验可以证实。由于Rh血型抗体只能由人类红细胞引起，故母体内存在Rh血型抗体对新生儿Rh溶血病的诊断有一定参考意义，但要确诊。上述第(2)点检查应阳性，只有婴儿红细胞被致敏才发病。

(五)鉴别诊断

阻塞性黄疸相似点：新生儿期出现黄疸。鉴别要点：多数患儿出生后第一周即出现黄疸；黄疸持续2周以上时间；黄疸逐渐从非结合性转为结合性；早期胎粪排尽后粪便多、为土色或苍白的黄色；新生儿期黄疸消失后，在最初2周黄疸可再现并持续存在。

二、ABO血型以及其他血型不合的检查

ABO血型基因位点位于第9号染色体上。ABO血型不合是我国新生儿溶血病的主要原因，

占96%,也是高胆红素血症的常见原因,占28.6%。ABO血型免疫抗体,固然可因母亲与胎儿血型不合引起,但由于自然界A.B型物质存在广泛,故母体可以在妊娠前已存在IgG抗A、抗B抗体,怀孕后这类抗体通过胎盘进入胎儿体内可引起溶血,故第一胎即可发病,占40%~50%。ABO血型不合者,大多数母为O型,父为A型或B型,胎儿亦为A型或B型。仅少数发生在母子A-B、A-AB血型。

目前ABO溶血病采用抗A(B)IgG定量测定方法。当抗A(B)IgG效价>1∶128,胎儿可能发生溶血病。不过,抗体效价仅作参考,因效价高低和胎婴儿的发病及病情严重程度并不一定成正比,因为溶血病的发生还取决于:胎盘对抗体通透的屏障作用;胎儿的保护性机制,即胎儿对溶血病的耐受能力等。

尽管母婴ABO血型不合很常见,但真正发生ABO血型不合溶血病较少,这是因为ABO抗原通常是IgM抗原,这种抗原在胎儿红细胞上的表达不是那么强。

虽有多个血型系统因母婴血型不合亦可发生溶血病,但发生率低,仅有少数病例报道,其引起的同种免疫通常是由输血引起的。其中Kell引起的同种免疫特别引起人们的兴趣,因为它致病的病理生理学区别于其他的几种抗原,抗KellIgG抗体通过破坏或阻止红细胞祖细胞的作用而致病,因此应用非直接性的胎儿检查手段更难对它的临床做出预测。在抗体滴度和羊水450nm处光密度值均很低的情况下,就有可能产生严重的贫血和胎儿水肿。

第三章 异常分娩

第一节 产道异常

产道包括骨产道(骨盆)及软产道(子宫下段、宫颈、阴道),是胎儿经阴道娩出的通道。产道异常可使胎儿娩出受阻,临床上以骨产道异常多见。

一、骨产道异常

骨盆径线过短或形态异常,致使骨盆腔小于胎先露部通过的限度,阻碍胎先露部下降,影响产程进展,称为骨盆狭窄。骨盆狭窄可以是一个径线过短或多个径线过短,也可以是一个平面狭窄或多个平面同时狭窄。当一个径线过短时,要观察同一个平面的其他径线的大小,再结合整个骨盆的大小与形态进行综合分析,做出正确判断。

(一)分类

1.骨盆入口平面狭窄

我国妇女较常见。骨盆外测量骶耻外径<18cm,内测量对角结合径(DC)<11.5cm(骨盆入口前后径<10cm)。常见以下两种。

(1)单纯扁平骨盆:骨盆入口平面呈横扁圆形,骶岬向前突出,使骨盆入口前后径缩短而横径正常。

(2)佝偻病性扁平骨盆:由于童年时患佝偻病、骨软化症使骨盆变形,骶岬被压向前,骨盆入口前后径明显缩短,使骨盆入口呈肾形,骶骨下段向后移,失去骶骨的正常弯度,变直向后翘,尾骨呈钩状突向骨盆出旧平面,由于髂骨外展,使髂棘间径≥髂嵴间径;由于坐骨结节外翻,使耻骨弓角度增大,骨盆出口横径变宽。

2.中骨盆及骨盆出口平面狭窄

(1)漏斗骨盆:骨盆入口各径线值正常,由于两侧盆壁向内倾斜,状如漏斗,故名。特点是中骨盆及出口平面均明显狭窄,使坐骨棘间径、坐骨结节间径(TO)缩短,耻骨弓角度<90°,TO与后矢状径之和<15cm,常见于男人型骨盆。

(2)横径狭窄骨盆:与类人猿型骨盆类似。骨盆入口、中骨盆及骨盆出口的横径均缩短,前后径稍长,坐骨切迹宽。骨盆外测量骶耻外径正常,髂棘间径及髂嵴间径均缩短。

3.骨盆三个平面狭窄

骨盆外形属女型骨盆,但骨盆入口平面、中骨盆及骨盆出口平面均狭窄。各个平面径线均比正常值小2cm或更多,称为均小骨盆。多见于身材矮小,体型匀称的妇女。

4.畸形骨盆

骨盆失去正常形态,如偏斜骨盆:系一侧髂翼与髋骨发育不良所致骶髂关节固定,以及下肢和髋关节疾病,引起骨盆一侧斜径缩短。

(二)诊断

在分娩过程中,骨盆是个不变的因素。狭窄骨盆影响胎位和胎先露部在分娩机制中的下降和内旋转,也影响宫缩。

1.病史

询问幼年有无佝偻病、脊髓灰质炎、脊柱和髋关节畸形以及外伤史,如为经产妇,应了解既往分娩史。

2.一般检查

测量身高,如身高在145cm以下,应警惕均小骨盆,注意观察体型、步态,有无跛足,脊柱及髋关节畸形。

3.腹部检查

(1)腹部形态:注意观察腹型,软尺测耻上子宫底高度及腹围,B超观察胎先露与骨盆的关系。并测量胎头双顶径、腹围、股骨长综合预测胎儿的体重,判断能否顺利通过骨产道。

(2)胎位异常:骨盆入口狭窄往往因头盆不称,胎头不易入盆,导致胎位异常,如臀先露、肩先露;中骨盆狭窄影响已入盆的胎头内旋转,导致持续性枕横位、枕后位等。

(3)估计头盆关系:正常情况下,部分初产妇在预产期前2周,经产妇临产后,胎头应入盆。如已临产,胎头仍未入盆,则应充分估计头盆关系。检查头盆是否相称的具体方法如下:孕妇排空膀胱,仰卧,两腿伸直,检查者将手放在耻骨联合上方,将浮动的胎头向骨盆腔方向推压,如胎头低于耻骨联合平面,表示胎头可以入盆,头盆相称,称为跨耻征阴性;如胎头与耻骨联合在同一平面,表示可疑头盆不称,称为跨耻征可疑阳性;如胎头高于耻骨联合平面,表示头盆明显不称,称为跨耻征阳性。

4.骨盆测量

(1)骨盆外测量:各径线较正常值小2cm或更多,为均小骨盆。骶耻外径$<$18cm为单纯扁平骨盆。TO$<$8cm,耻骨弓角度$<90°$为漏斗骨盆,其中TO$=$7.5cm为轻度漏斗骨盆;TO$\leqslant$7.0cm为重度漏斗骨盆。骨盆两侧斜径及同侧直径,两者相差$>$1cm为偏斜骨盆。

(2)骨盆内测量:DC$<$11.5cm,骶岬突出为骨盆入口平面狭窄属单纯扁平骨盆。中骨盆狭窄与骨盆出口平面狭窄往往同时存在,应测量坐骨棘间径、坐骨切迹宽度、出口后矢状径。如坐骨棘间径$<$10cm,坐骨切迹宽度$<$2横指,为中骨盆狭窄。如TO$\leqslant$7.0cm,应测量出口后矢状径及检查骶尾关节活动度,如TO与出口后矢状径之和$<$15cm,为骨盆出口狭窄。

(三)对母儿的影响

1.对产妇的影响

(1)骨盆入口狭窄:影响胎先露部衔接,易发生胎位异常,引起继发性宫缩乏力,导致产程延长及停滞。

(2)中骨盆狭窄:影响胎头内旋转,易发生持续性枕横位或枕后位。

(3)胎头长时间嵌顿于产道内,压迫软组织引起局部缺血,水肿、坏死、脱落,产后易形成生殖道瘘。

(4)胎膜早破及手术助产增加感染机会。

(5)梗阻性难产如不及时处理,可导致先兆子宫破裂甚至子宫破裂,危及产妇生命。

2.对胎儿和新生儿的影响

(1)头盆不称易发生胎膜早破，脐带脱垂，导致胎儿窘迫，甚至胎死宫内。

(2)产程长，胎头受压，缺血缺氧，易发生颅内出血，

(3)骨盆狭窄，手术产机会增多，易发生新生儿产伤及感染。

(四)治疗

明确骨盆狭窄的类型和程度，了解胎位、胎儿大小、胎心、宫缩强弱、宫颈扩张程度、破膜与否，结合年龄、产次；既往分娩史综合分析，决定分娩方式。

1.一般处理

在分娩过程中，消除精神紧张与顾虑，保证营养及水分的摄入，必要时补液。同时严密观察宫缩、胎心、产程进展及胎先露下降程度。

2.骨盆入口平面狭窄的处理

(1)绝对性入口狭窄：骶耻外径＜16cm，入口前后径＜8.5cm，足月活胎不能入盆，择期剖宫产术。

(2)相对性入口狭窄：低耻外径 16～18cm，骨盆入口前后径 8.5～9.5cm，足月胎儿体重3000g 左右，胎心正常，可在严密观察下试产。如规律宫缩 6～8h，胎头仍未能入盆，或伴有胎儿窘迫，应行剖宫产术结束分娩。

骨盆入口狭窄，主要为单纯扁平骨盆孕妇，于妊娠末期或临产后，胎头矢状缝只能衔接于入口横径上，胎头侧屈使两顶骨先后依次入盆，呈不均倾式嵌入骨盆入口，称为头盆倾势不均。如前顶骨先嵌入，矢状缝偏后，称前不均倾；后顶骨先嵌入，矢状缝偏前，称后不均倾。当胎头双顶径均通过骨盆入口平面时，即能较顺利地经阴道分娩。

3.中骨盆及骨盆出口狭窄的处理

在分娩过程中，胎儿在中骨盆完成俯屈和内旋转动作，如中骨盆狭窄，则胎头俯屈和内旋转受阻，易发生持续性枕横位或枕后位。如宫口开全，胎头双顶径已超过坐骨棘水平"S＋2"或更低，可经阴道行低位产钳或胎头吸引器助产。如胎头双顶径未达"S＋2"，应行剖宫产术。骨盆出口平面是产道的最低部位，应于临产前对胎儿大小、头盆关系做出充分估计，决定能否阴道分娩，不可进行试产。如 TO≤7.0cm，应测出口后矢状径，如两者之和大于 15cm 时，多数胎儿可经阴道利用出口后三角空隙分娩；如两者之和小于 15cm，足月胎儿一般不能经阴道分娩，应择期行剖宫产术。

4.均小骨盆的处理

除了胎儿较小有试产可能外，多数有头盆不称，应择期行剖宫产术。

5.畸形骨盆的处理

根据畸形骨盆狭窄程度、胎儿大小、产力等情况具体分析，如畸形导致头盆不称，应择期行剖宫产术。

二、软产道异常

软产道包括子宫下段、宫颈及阴道。软产道异常所致的难产少见，容易被忽略。应在妊娠早期常规行双合诊检查，了解软产道有无异常。

(一)阴道异常

1.阴道横隔

阴道横隔多位于阴道上段，在横膈中央或稍偏一侧多有一小孔，易被误认为宫颈外口，产程中常因胎先露下降缓慢或受阻，阴道检查后发现。

治疗：当横膈被撑薄，直视下自小孔将隔作“X”形切开，因胎先露下降压迫，故通常无明显出血。待分娩结束后，再切除剩余的膈，用肠线间断或连续缝合残端。如横膈高且坚厚，阻碍胎先露下降，则需行剖宫产术。

2.阴道纵隔

阴道纵隔常伴有双子宫、双宫颈。位于一侧子宫内的胎儿下降，通过该侧阴道娩出时，纵隔被推向对侧，分娩多无障碍。当纵隔发生于单宫颈时，有时位于胎先露前方，随之下降，如纵隔薄可自行断裂，分娩无障碍。如纵隔厚，阻碍胎先露部下降时，须在纵隔中间剪断，待分娩结束后，再剪除剩余部分，用肠线间断或连续缝合残端。

3.阴道狭窄

由于产伤、药物腐蚀、手术感染致使阴道瘢痕挛缩形成阴道狭窄者，如位置低、狭窄轻，可行较大的侧切，经阴道分娩。如位置高、狭窄重、范围广，应行剖宫产术。

4.阴道尖锐湿疣

妊娠期湿疣生长迅速，早期可治疗。体积大、范围广的阴道尖锐湿疣可阻碍分娩，容易发生裂伤，血肿及感染。为预防新生儿感染，患喉乳头状瘤，以行剖宫产术为宜。

(二)宫颈异常

1.宫颈外口黏合

多在分娩受阻时发现，当宫颈管已消失而宫口不扩张，仍为一很小的小孔，通常用手指稍加压力分离黏合的小孔，宫口则很快开全。偶有宫口不开大，需行剖宫产术。

2.宫颈水肿

多见于枕后位或滞产，宫口未开全而产妇过早屏气，致使宫颈前唇长时间被压于胎头与耻骨联合之间，血液回流受阻引起水肿，影响宫颈扩张。可应用50%硫酸镁湿热敷局部，促使水肿消失，宫口即可继续扩张；也有用地西泮5～10mg局部多点注入或静脉缓慢推注，待宫口近开全，用手将水肿的宫颈前唇上推，使其越过胎头，则可经阴道分娩。如经上述处理宫口不继续扩张，应行剖宫产术。

3.宫颈瘢痕

宫颈陈旧性裂伤，或宫颈锥切术(Leep术)后、宫颈裂伤修补术后、宫颈深部电烙术后等所致的宫颈瘢痕，通常于妊娠后可能软化，但如果宫缩很强，宫颈仍不扩张，不宜久等，应行剖宫产术。

4.子宫颈癌

此时宫颈硬而脆，缺乏伸展性，临产后影响宫颈扩张，如阴道分娩，有发生大出血、裂伤、感染和癌扩散的危险，故不应经阴道分娩，而应行剖宫产术，术后可行放射治疗。如为早期浸润癌,可先行剖宫产术,同时行广泛全子宫切除术及盆腔淋巴结清扫术。

5.宫颈肌瘤

生长于子宫下段和宫颈的较大肌瘤,占据盆腔或阻塞于骨盆入口时,影响胎先露部进入骨盆入口,应行剖宫产术;如肌瘤在骨盆入口以上而胎头已入盆,肌瘤不阻塞产道则可经阴道分娩。

第二节　产力异常

产力包括子宫收缩力、腹肌和膈肌收缩力以及肛提肌收缩力,其中以子宫收缩力为主。所谓产力异常主要指子宫收缩力异常,而腹壁肌和膈肌收缩力以及肛提肌收缩力只在第二产程中起到一定的辅助作用。

凡在分娩过程中,子宫收缩的节律性、对称性及极性不正常或强度、频率有改变,称为子宫收缩力异常。

一、分类

子宫收缩力异常临床上分为子宫收缩乏力及子宫收缩过强两类,每类又分为协调性子宫收缩和不协调性子宫收缩。

二、病因

(一)胎位因素

头盆不称或胎位异常。

(二)子宫肌源性因素

如子宫畸形、发育不良、子宫肌纤维变性或过度扩张、子宫肌瘤等。

(三)精神因素

如初产妇或精神过度紧张等。

(四)内分泌因素

内分泌失调。

(五)药物影响

尤以临产后应用大量镇静药物为明显。

三、诊断要点

根据发生时间可分为原发性和继发性两种。所谓原发性子宫收缩乏力是指产程开始就出现子宫收缩乏力,宫颈口不能如期扩张,胎先露不能如期下降,产程延长;继发性子宫收缩乏力是指产程进展到某一阶段(多在活跃期或第二产程)出现停滞或进展缓慢。

(一)协调性子宫收缩乏力(低张性子宫收缩乏力)

子宫收缩具有正常的节律性、对称性和极性,但收缩力弱,宫腔压力低(＜15mmHg),出现产程延长或停滞。

(二)不协调性子宫收缩乏力(高张性子宫收缩乏力)

子宫收缩的极性倒置、节律不协调,属无效宫缩,对母婴危害甚大。

(三)异常的产程曲线

如潜伏期延长、活跃期延长或停滞、第二产程延长或停滞、胎头下降延缓或停滞。

四、处理

(一)协调性子宫收缩乏力

无论是原发性还是继发性,首先得寻找原因,若有头盆不称,不能从阴道分娩者,应及时行剖宫产。若排除了头盆不称或胎位异常,估计能经阴道分娩者,应考虑加强宫缩。

1.第一产程

(1)一般处理,精神安慰休息,补充能量,适当应用镇静药。

(2)加强宫缩,如人工剥膜或宫颈口开大 3cm 以上,可人工破膜(需记住人工剥膜时不能人工破膜,且人工破膜应在宫缩间隙时进行,以防引起羊水栓塞这一严重并发症),也可用地西泮静脉注射,催产素静脉滴注,一般以催产素 2.5U 加入 5%葡萄糖液 500mL,从 8 滴/min 开始,根据宫缩强弱进行调整,对于不敏感者,可逐渐增加缩宫素剂量。

2.第二产程

若无头盆不称,则应加强宫缩,以缩宫素为最佳选择,胎头双顶位已通过坐骨棘平面,等待自然分娩或行会阴侧切,行胎头吸引术或产钳助产;如胎头未衔接或胎儿宫内窘迫,应行剖宫产术。

3.第三产程

宫缩乏力容易并发产后出血,故在胎肩娩出后,肌内注射或静脉滴注缩宫素(或麦角新碱),同时应预防感染。

(二)不协调性子宫收缩乏力

多见于初产妇。通常表现为子宫收缩的极性倒置,宫缩不是平常的起于两侧宫角部,宫缩的兴奋点是来自子宫的一处或多处,频率高,节律不协调。宫缩时宫底部不强,而是中段或下段强,宫腔内压力可达 20mmHg。宫缩间歇期子宫壁不能完全放松,表现为子宫收缩不协调,这种宫缩不能使宫口如期扩张、先露部如期下降,属无效宫缩。但是这种宫缩往往使产妇自觉宫缩强,持续腹痛,精神紧张,烦躁不安,消耗体力,产程延长或停滞,严重者会出现脱水、电解质紊乱、尿潴留,影响胎儿胎盘循环,导致胎儿宫内窘迫。

(三)子宫收缩过强

1.协调性子宫收缩过强

这类产力异常表现为子宫收缩力过强、过频,而子宫收缩的节律性、对称性和极性均正常。若产道无阻力,分娩在短时间内可结束,总产程<3h,称急产,这类分娩极大地危害母婴健康,产道损伤、新生儿颅内出血、窒息、新生儿外伤的发生率明显高于正常产。

2.不协调性子宫收缩过强

(1)子宫痉挛性狭窄环:特点是子宫局部平滑肌呈痉挛性收缩,形成环状狭窄,持续不放松，常见于子宫上段、下段交界处及胎体狭窄部，如胎儿颈部。临床表现为产力好，无头盆不称，但产程进展缓慢，或胎盘嵌顿。此环不随宫缩上升，与病理性缩复环有较大的区别，不是子宫破裂的先兆。

(2)强直性子宫收缩：

1)原因：a.临产及发生分娩梗阻。b.不适当地应用缩宫素。c.胎盘早剥血液浸润子宫肌层。

2)临床表现及诊断：产妇烦躁不安，持续性腹痛，拒按，胎位触不清，胎心听不清，严重者出现病理缩复环、血尿等先兆子宫破裂征象。

3)处理：a.镇静，哌替啶 100mg 或吗啡 10mg，肌内注射。b.缓解缩窄环，25%硫酸镁 10mL，静脉缓慢注射。c.若经上述处理，缩窄环仍未缓解，若胎儿存活，立即剖宫产；若胎儿已死，一边等待，一边严密观察。

总之，紧密观察产程进展，找出宫缩异常的原因，判断是何种产力异常，应不失时机地找出难产的原因与类型，给予恰当处理，过早干预不好，过晚处理又会失掉抢救机会，做到心中有数，既不盲目等待，也不无原则处理，方能提高产科质量。

第三节　胎位异常

胎位异常是造成难产的常见因素之一。分娩时枕前位(正常胎位)约占 90%，而胎位异常约占 10%，其中胎头位置异常居多，占 6%～7%，有胎头在骨盆腔内旋转受阻的持续性枕横(后)位，有因胎头俯屈不良呈不同程度仰伸的面先露，还有胎头高直位、前不均倾位等。胎产式异常的臀先露占 3%～4%，肩先露已极少见。此外还有复合先露。明显的胎位异常、胎儿发育异常，软产道或骨产道异常，在产前容易诊断，而多数的异常分娩发生在分娩过程中，必须仔细观察产程，绘制产程图，结合病史、体格检查，综合分析才能及时发现下列异常情况。

产妇出现全身衰竭症状：由于产程延长，产妇烦躁不安，体力衰竭，严重者出现脱水、代谢性酸中毒及电解质紊乱。由于自主神经功能紊乱引起肠蠕动减弱及膀胱平滑肌无力，导致肠胀气和尿潴留，应及时发现并予以纠正。

胎头下降受阻：头先露并不均能经阴道分娩，头位难产并不少见。临产后，一旦发现胎头下降受阻，应想到骨盆狭窄、胎位异常、子宫收缩乏力、软产道异常、胎头过大、胎儿畸形、子宫痉挛狭窄环等可能。潜伏期胎头迟迟不入盆，应警惕宫缩乏力及头盆不称，应检查胎头有无跨耻征。活跃期及第 2 产程，应检查胎头下降速度及胎方位。

宫颈口扩张延缓或阻滞：临产后，初产妇宫颈口扩张有明显的规律性，即潜伏期约 8h，可使宫颈口扩张至 3cm，活跃期约需 4h，可使宫颈口开全。若进入活跃期，当初产妇宫颈口扩张速度＜1.2cm/h 或经产妇宫颈口扩张速度＜1.5cm/h，产程无进展，提示可能有无效子宫收缩或子宫收缩乏力，宫颈水肿、宫颈坚韧及宫颈瘢痕，头盆不称，胎位异常、巨大胎儿，中骨盆或骨盆出口平面狭窄。

子宫收缩力异常：首先区别是协调性或不协调性子宫收缩乏力或过强，然后区分单纯性子宫收缩乏力或由其他原因所造成。临床上多见继发性宫缩乏力，当骨盆狭窄、头盆不称或胎位异常时，产程开始一段时间宫缩正常，随着产程进展，胎头下降受阻，使胎头不能紧贴子宫下段及宫颈内口，造成继发性子宫收缩乏力。产妇精神紧张或不适当地应用缩宫素，可出现子宫收缩不协调。如双胎妊娠及羊水过多时，子宫壁过度伸展致使子宫收缩乏力等，如不及时处理，可使产程延长。子宫收缩过强，胎头下降受阻，可发生先兆子宫破裂甚至子宫破裂。因此，必须及时发现子宫收缩力异常，查明原因，及时处理。

胎膜早破：头盆不称或胎位异常时，先露部与骨盆之间有空隙，前后羊水交通，致使前羊水囊压力不均，当宫缩时，胎膜承受压力过大而破裂。羊水过多、双胎妊娠、重度宫颈裂伤也容易发生胎膜早破，胎膜早破往往是异常分娩的征兆，必须查明有无头盆不称或胎位异常，破膜后应立即听胎心音，注意有无脐带脱垂。

胎儿窘迫：由于产程延长，导致胎儿缺氧，胎儿代偿能力下降或失代偿可出现胎儿窘迫征象（胎心率＞160 次/分或＜120 次/分，胎心率快慢不规律，羊水污染，胎儿头皮血 pH＜7.24），应查清胎儿窘迫原因，及时处理。

一、持续性枕后位、枕横位

（一）概述

在分娩过程中，胎头以枕后位或枕横位衔接。在下降过程中，胎头枕部因强有力宫缩绝大多数能向前转 135°或 90°，转成枕前位自然分娩。仅有 5%～10%胎头枕骨持续不能转向前方，直至分娩后期仍位于母体骨盆后方或侧方，致使分娩发生困难者，称为持续性枕后位。国外报道发病率均为 5%左右。

1.病因

(1)骨盆异常：常发生于男型骨盆或类人猿型骨盆。这两类骨盆的特点是骨盆入口平面前半部较狭窄，不适合胎头枕部衔接，后半部较宽，胎头容易以枕后位或枕横位衔接。这类骨盆常伴有中骨盆平面及骨盆出口平面狭窄，影响胎头在中骨盆平面向前旋转，为适应骨盆形态而成为持续性枕后位或持续性枕横位。由于扁平骨盆前后径短小，均小骨盆各径线均小，而骨盆入口横径最长，胎头常以枕横位入盆，由于骨盆偏小，胎头旋转困难，胎头便持续在枕横位。

(2)胎头俯屈不良：若以枕后位衔接，胎儿脊柱与母体脊柱接近，不利于胎头俯屈，胎头前囟成为胎头下降的最低部位，而最低点又常转向骨盆前方，当前囟转至前方或侧方时，胎头枕部转至后方或侧方，形成持续性枕后位或持续性枕横位。

(3)子宫收缩乏力：影响胎头下降、俯屈及内旋转，容易造成持续性枕后位或枕横位。

(4)头盆不称：头盆不称使内旋转受阻，而呈持续性枕后位或枕横位。

2.临床特征

(1)临床表现：临产后胎头衔接较晚及俯屈不良，由于枕后位的胎先露部不易紧贴子宫下段及宫颈内口，常导致协调性宫缩乏力及宫口扩张缓慢。因枕骨持续位于骨盆后方压迫直肠，产妇自觉肛门坠胀及排便感，致使宫口尚未开全时过早使用腹压，容易导致宫颈前唇水肿和产妇疲劳，影响产程进展。持续性枕后位常致活跃期晚期及第 2 产程延长。若在阴道口虽已见到胎发，历经多次宫缩时屏气却不见胎头继续顺利下降时，应想到可能是持续性枕后位。

(2)腹部：检查在宫底部触及胎臀，胎背偏向母体后方或侧方，在对侧明显触及胎儿肢体。若胎头已衔接，有时可在胎儿肢体侧耻骨联合上方扪到胎儿颏部。胎心在脐下一侧偏外方听得最响亮，枕后位时因胎背伸直，前胸贴近母体腹壁，胎心在胎儿肢体侧的胎胸部位也能听到。

(3)肛门检查或阴道检查：当肛查宫口部分扩张或开全时，若为枕后位，感到盆腔后部空虚，查明胎头矢状缝位于骨盆斜径上。前囟在骨盆右前方，后囟(枕部)在骨盆左后方则为枕左后位，反之为枕右后位。

查明胎头矢状缝位于骨盆横径上，后囟在骨盆左侧方，则为枕左横位，反之为枕右横位。当出现胎头水肿、颅骨重叠、囟门触不清时，需行阴道检查借助胎儿耳郭及耳屏位置及方向判定胎位，若耳郭朝向骨盆后方，诊断为枕后位；若耳郭朝向骨盆侧方，诊断为枕横位。

(4)B 超检查：根据胎头颜面及枕部位置，能准确探清胎头位置以明确诊断。

3.分娩机制

胎头多以枕横位或枕后位衔接，在分娩过程中，若不能转成枕前位时，其分娩机制如下。

(1)枕左(右)后位：胎头枕部到达中骨盆向后行 45°内旋转，使矢状缝与骨盆前后径一致。胎儿枕部朝向骶骨呈正枕后位。其分娩方式如下。

1)胎头俯屈较好：胎头继续下降，前囟先露抵达耻骨联合下时，以前囟为支点，胎头继续俯屈使顶部及枕部自会阴前缘娩出。继之胎头仰伸，相继由耻骨联合下娩出额、鼻、口、颏。此种分娩方式为枕后位经阴道助娩最常见的方式。

2)胎头俯屈不良：当鼻根出现在耻骨联合下缘时，以鼻根为支点，胎头先俯屈，从会阴前缘娩出前囟、顶部及枕部，然后胎头仰伸，使鼻、口、颏部相继由耻骨联合下娩出。因胎头以较大的枕额周径旋转，胎儿娩出更加困难，多需手术助产。

(2)枕横位：部分枕横位于下降过程中无内旋转动作，或枕后位的胎头枕部仅向前旋转 45°，成为持续性枕横位。持续性枕横位虽能经阴道分娩，但多数需用手或行胎头吸引术将胎头转成枕前位娩出。

4.对母儿影响

(1)对产妇的影响：胎位异常导致继发性宫缩乏力，使产程延长，常需手术助产，容易发生软产道损伤，增加产后出血及感染机会。若胎头长时间压迫软产道，可发生缺血坏死脱落，形成生殖道瘘。

(2)对胎儿的影响：第 2 产程延长和手术助产机会增多，常出现胎儿窘迫和新生儿窒息，使围生儿病死率增高。

(二)防治

持续性枕后位、枕横位在骨盆无异常、胎儿不大时，可以试产。试产时应严密观察产程，注意胎头下降、宫口扩张程度、宫缩强弱及胎心有无改变。

1.第1产程

(1)潜伏期:需保证产妇充分营养与休息。若有情绪紧张,睡眠不好,可给予派替啶或地西泮。让产妇朝向胎背的对侧方向侧卧,以利胎头枕部转向前方。若宫缩欠佳,应尽早静脉滴注缩宫素。

(2)活跃期:宫口开大3～4cm产程停滞除外,头盆不称可行人工破膜,若产力欠佳,静脉滴注缩宫素。

若宫口开大每小时1cm以上,伴胎先露部下降,多能经阴道分娩。在试产过程中,出现胎儿窘迫征象,应行剖宫产术结束分娩。若经过上述处理效果不佳,每小时宫口开大<1cm或无进展时,则应剖宫产结束分娩。宫口开全之前,嘱产妇不要过早屏气用力,以免引起宫颈前唇水肿,影响产程进展。

2.第2产程

若第2产程进展缓慢,初产妇已近2h,经产妇已近1h,应行阴道检查。当胎头双顶径已达坐骨棘平面或更低时,可先行徒手将胎头枕部转向前方,使矢状缝与骨盆出口前后径一致,或自然分娩,或阴道助产(低位产钳术或胎头吸引术)。若转成枕前位有困难时,也可向后转成正枕后位,再以产钳助产。若以枕后位娩出时,需做较大的会阴后一斜切开,以免造成会阴裂伤。若胎头位置较高,疑有头盆不称,需行剖宫产术,中位产钳禁止使用。

3.第3产程

因产程延长,容易发生产后宫缩乏力,胎盘娩出后应立即静脉注射或肌内注射子宫收缩剂,以防发生产后出血。有软产道裂伤者,应及时修补。新生儿应重点监护。凡行手术助产及有软产道裂伤者,产后应给予抗生素预防感染。

二、抬头高直位

(一)概述

胎头以不屈不仰姿势衔接于骨盆入口,其矢状缝与骨盆入口前后径相一致,称为胎头高直位。发病率国内文献报道为1.08%,国外资料报道为0.6%～1.6%。胎头枕骨向前靠近耻骨联合者称为胎头高直前位,又称枕耻位;胎头枕骨向后靠近骶岬者称为胎头高直后位,又称枕骶位。胎头高直位对母儿危害较大,应妥善处理。

1.病因

与下述因素可能有关:头盆不称,骨盆入口平面狭窄,胎头大,腹壁松弛,胎膜早破,均可使胎头矢状缝有可能被固定在骨盆前后径上,形成胎头高直位。

2.临床特征

(1)临床表现:由于临产后胎头不俯屈,进入骨盆入口的胎头径线增大,胎头迟迟不衔接,使胎头不下降或下降缓慢,宫口扩张也缓慢,致使产程延长,常感耻骨联合部位疼痛。

(2)腹部检查:胎头高直前位时,胎背靠近腹前壁,不易触及胎儿肢体,胎心位置稍高,在近腹中线听得最清楚。胎头高直后位时,胎儿肢体靠近腹前壁,有时在耻骨联合上方可清楚触及胎儿下颏。

(3)阴道检查:因胎头位置高,肛查不易查清,此时应做阴道检查。发现胎头矢状缝与骨盆入口前后径一致,后囟在耻骨联合后,前囟在骶骨前,为胎头高直前位,反之为胎头高直后位。

(4)B超检查:可探清胎头双顶径与骨盆入口横径一致,胎头矢状缝与骨盆入口前后径一致。

3.分娩机制

胎头高直前位临产后,胎头极度俯屈,以胎头枕骨在耻骨联合后方为支点,使胎头顶部、额部及颏部沿骶岬下滑入盆衔接、下降,双顶径达坐骨棘平面以下时,以枕前位经阴道分娩。若胎头高直前位胎头无法入盆,需行剖宫产术结束分娩。高直后位临产后,胎背与母体腰骶部贴近,妨碍胎头俯屈及下降,使胎头处于高浮状态迟迟不能入盆,即使入盆下降至盆底也难以向前旋转180°,故以枕前位娩出的可能性极小。

(二)防治

胎头高直前位时,若骨盆正常、胎儿不大、产力强,应给予充分试产机会,加强宫缩促使胎头俯屈,胎头转为枕前位可经阴道分娩或阴道助产,若试产失败再行剖宫产术结束分娩。胎头高直后位因很难经阴道分娩,一经确诊应行剖宫产术。

三、前不均倾位

(一)概述

枕横位的胎头(胎头矢状缝与骨盆入口横径一致)以前顶骨先入盆称前不均倾位,其发病率约为0.68%。

1.病因

常发生在骨盆倾斜度过大,腹壁松弛,悬垂腹时,因胎儿身体向前倾斜,使胎头前顶骨先入盆,此时若合并头盆不称因素更易发生。

2.临床特征

(1)临床表现:产程延长,胎头迟迟不衔接,即使衔接也难以顺利下降,多在宫口扩张至3~5cm时即停滞不前,因前顶骨紧嵌于耻骨联合后方,压迫尿道及宫颈前唇,导致尿潴留、宫颈前唇水肿及胎膜早破。胎头受压过久,可出现胎头水肿。

(2)腹部检查:前不均倾位的胎头不易入盆。在临产早期,于耻骨联合上方可扪到胎头前顶部。随产程进展,胎头继续侧屈使胎头与胎肩折叠于骨盆入口处,因胎头折叠于胎肩之后使胎肩高于耻骨联合平面,于耻骨联合上方只能触到一侧胎肩而触不到胎头,易误认为胎头已入盆。

(3)阴道检查:胎头矢状缝在骨盆入口横径上,向后移靠近骶岬,同时前后囟一起后移。前顶骨紧嵌于耻骨联合后方,产瘤大部分位于前顶骨,因后顶骨的大部分尚在骶岬之上,致使盆腔后半部空虚。耻骨联合后方成为均倾姿势。少数以前顶骨先入盆,由于耻骨联合后平面直而无凹陷,前顶骨紧紧嵌顿于耻骨联合后,使后顶骨架在骶岬之上无法下降入盆。偶见骨盆宽大、胎儿较小、宫缩强,前顶骨降至耻骨联合后,经侧屈后顶骨能滑过而入盆。

(二)防治

一旦确诊为前不均倾位，除极个别胎儿小、宫缩强、骨盆宽大可给予短时间试产外，均应尽快以剖宫产结束分娩。

四、面先露

(一)概述

面先露多于临产后发现。系因胎头极度仰伸，使胎儿枕部与胎背接触。面先露以颏部为指示点，有颏左前、颏左横、颏左后、颏右前、颏右横、颏右后6种胎位，以颏左前及颏右后位较多见。我国15所医院统计发病率为0.80％～2.70％，国外资料为0.17％～0.2％。经产妇多于初产妇。

1.病因

(1)骨盆狭窄：有可能阻碍胎头俯屈的因素均可能导致面先露。胎头衔接受阻，阻碍胎头俯屈，导致胎头极度仰伸。

(2)头盆不称：临产后胎头衔接受阻，造成胎头极度仰伸。

(3)腹壁松弛：经产妇悬垂腹时胎背向前反曲，胎儿颈椎及胸椎仰伸形成面先露。

(4)脐带过短或脐带绕颈：使胎头俯屈困难。

(5)畸形：无脑儿因无顶骨，可自然形成面先露。先天性甲状腺肿，胎头俯屈困难，也可导致面先露。

2.临床特征

(1)腹部检查：因胎头极度仰伸，入盆受阻，胎体伸直，宫底位置较高。颏前位时，在孕妇腹前壁容易扪及胎儿肢体，胎心由胸部传出，故在胎儿肢体侧的下腹部听得最清楚。颏后位时，于耻骨联合上方可触及胎儿枕骨隆凸与胎背之间有明显凹沟，胎心较遥远而弱。

(2)肛门检查及阴道检查：可触到高低不平、软硬不均的颜面部，若宫口开大时可触及胎儿口、鼻、颧骨及眼眶，并依据颏部所在位置确定其胎位。

(3)B超检查：可以明确面先露并能探清胎位。

3.分娩机制

面先露分娩机制包括：仰伸、下降、内旋转及外旋转。颏前位时，胎头以仰伸姿势衔接、下降，胎儿面部达骨盆底时，胎头极度仰伸，颏部为最低点，故转向前方，胎头继续下降并极度仰伸，颏部因位置最低而转向前方，当颏部自耻骨弓下娩出后，极度仰伸的胎颈前面处于产道小弯(耻骨联合)，胎头俯屈时，胎头后部能够适应产道大弯，使口、鼻、眼、额、前囟及枕部自会阴前缘相继娩出，但产程明显延长。颏后位时，胎儿面部达骨盆底后，多数能经内旋转135°，后以颏前位娩出。少数因内旋转受阻，成为持续性颏后位，胎颈已极度伸展，不能适应产道大弯，故足月活胎不能经阴道自然娩出，需行剖宫产结束分娩。

4.对母儿影响

(1)对产妇的影响：颏前位时，因胎儿颜面部不能紧贴子宫下段及宫颈内口，常引起宫缩乏力，致使产程延长；颜面部骨质不能变形，容易发生会阴裂伤。颏后位时，导致梗阻性难产，若不及时处理，造成子宫破裂，危及产妇生命。

(2)对胎儿及新生儿的影响;胎儿面部受压变形,颜面皮肤青紫、肿胀,尤以口唇为著,影响吸吮,严重时可发生会厌水肿影响吞咽。新生儿于生后保持仰伸姿势达数日之久。出生后需加强护理。

(二)防治

颏前位时,若无头盆不称,产力良好,有可能自然分娩;若出现继发性宫缩乏力,第2产程延长,可用产钳助娩,但会阴后,斜切开要足够大。若有头盆不称或出现胎儿窘迫征象,应行剖宫产术。持续性颏后位时,难以经阴道分娩,应行剖宫产术结束分娩。若胎儿畸形,无论颏前位或颏后位,均应在宫口开全后行穿颅术结束分娩。

五、臀先露

(一)概述

臀先露是最常见的异常胎位,占妊娠足月分娩总数的3%～4%,多见于经产妇。因胎头比胎臀大,分娩时后出胎头无明显变形,往往娩出困难,加之脐带脱垂较多见,使围生儿病死率增高,是枕先露的3～8倍。臀先露以低骨为指示点,有骶左前、骶左横、骶左后、骶右前、低右横、低右后6种胎位。

1.病因

妊娠30周以前,臀先露较多见,妊娠30周以后多能自然转成头先露。临产后持续为臀先露的原因尚不十分明确,可能的因素如下。

(1)胎儿在宫腔内活动范围过大:羊水过多、经产妇腹壁松弛以及早产儿羊水相对偏多,胎儿易在宫腔内自由活动形成臀先露。

(2)胎儿在宫腔内活动范围受限:子宫畸形(如单角子宫、双角子宫等)、胎儿畸形(如无脑儿、脑积水等)、双胎妊娠及羊水过少等,容易发生臀先露。胎盘附着在宫底宫角部易发生臀先露,占73%,而头先露仅占5%。

(3)胎头衔接受阻:狭窄骨盆、前置胎盘、肿瘤阻塞骨盆腔及巨大胎儿等,也易发生臀先露。

2.临床分类

根据胎儿两下肢所取的姿势分为以下3类。

(1)单臀先露或腿直臀先露:胎儿双髋关节屈曲,双膝关节直伸,以臀部为先露。最多见。

(2)完全臀先露或混合臀先露:胎儿双髋关节及双膝关节均屈曲,有如盘膝坐,以臀部和双足为先露。较多见。

(3)不完全臀先露:以一足或双足,一膝或双膝,或一足一膝为先露。膝先露是暂时的,产程开始后转为足先露。较少见。

3.临床特征

(1)临床表现:孕妇常感肋下有圆而硬的胎头。由于胎臀不能紧贴子宫下段及宫颈内口,常导致宫缩乏力,宫口扩张缓慢,致使产程延长。

(2)腹部检查:子宫呈纵椭圆形,胎体纵轴与母体纵轴一致。在宫底部可触到圆而硬、按压时有浮球感的胎头;若未衔接,在耻骨联合上方触到不规则、软而宽的胎臀,胎心在脐左(或右)上方听得最清楚。衔接后,胎臀位于耻骨联合之下,胎心听诊以脐下最明显。

(3)肛门检查及阴道检查:肛门检查时,触及软而不规则的胎臀或触到胎足、胎膝。若胎臀位置高,肛查不能确定时,需行阴道检查。阴道检查时,了解宫口扩张程度及有无脐带脱垂。若胎膜已破,能直接触到胎臀、外生殖器及肛门,此时应注意与颜面相鉴别。若为胎臀,可触及肛门与两坐骨结节连在一条直线上,手指放入肛门内有环状括约肌收缩感,取出手指可见有胎粪。若为颜面,口与两颧骨突出点呈三角形,手指放入口内可触及齿龈和弓状的下颌骨。若触及胎足时,应与胎手相鉴别。

(4)B超检查:能准确探清臀先露类型以及胎儿大小、胎头姿势等。

4.分娩机制

在胎体各部中,胎头最大,胎肩小于胎头,胎臀最小。头先露时,胎头一经娩出,身体其他部位随即娩出。而臀先露时则不同,较小且软的臀部先娩出,最大的胎头却最后娩出。胎臀、胎肩、胎头需按一定机制适应产道条件方能娩出,故需要掌握胎臀、胎肩及胎头3部分的分娩机制。以低右前位为例加以阐述。

(1)胎臀娩出:临产后,胎臀以粗隆间径衔接于骨盆入口右斜径,骶骨位于右前方。胎臀逐渐下降,前髋下降稍快故位置较低,抵达骨盆底遇到阻力后,前髋向母体右侧行45°内旋转,使前髋位于耻骨联合后方,此时粗隆间径与母体骨盆出口前后径一致。胎臀继续下降,胎体稍侧屈以适应产道弯曲度,后髋先从会阴前缘娩出,随即胎体稍伸直,使前髋从耻骨弓下娩出。继之双腿双足娩出。当胎臀及两下肢娩出后,胎体行外旋转,使胎背转向前方或右前方。

(2)胎肩娩出:当胎体行外旋转的同时,胎儿双肩径衔接于骨盆入口右斜径或横径,并沿此径线逐渐下降,当双肩达骨盆底时,前肩向右旋转45°,转至耻骨弓下,使双肩径与骨盆出口前后径一致,同时胎体侧屈使后肩及后上肢从会阴前缘娩出,继之前肩及前上肢从耻骨弓下娩出。

(3)胎头娩出:当胎肩通过会阴时,胎头矢状缝衔接于骨盆入口左斜径或横径,并沿此径线逐渐下降,同时胎头俯屈。当枕骨达骨盆底时,胎头向母体左前方旋转45°,使枕骨朝向耻骨联合。胎头继续下降,当枕骨下凹到达耻骨弓下时,以此处为支点,胎头继续俯屈,使颏、面及额部相继自会阴前缘娩出,随后枕部自耻骨弓下娩出。

5.对母儿影响

(1)对产妇的影响:胎臀形状不规则,不能紧贴子宫下段及宫颈内口,容易发生胎膜早破或继发性宫缩乏力,使产后出血与产褥感染的机会增多,若宫口未开全,而强行牵拉,容易造成宫颈撕裂甚至延及子宫下段。

(2)对胎儿及新生儿的影响:胎臀高低不平,对前羊膜囊压力不均匀,常致胎膜早破,发生脐带脱垂是头先露的10倍,脐带受压可致胎儿窘迫甚至死亡。胎膜早破,使早产儿及低体重儿增多。后出胎头牵出困难,常发生新生儿窒息、臂丛神经损伤及颅内出血,颅内出血的发病率是头先露的10倍。臀先露导致围生儿的发病率与病死率均增高。

(二)防治

1.妊娠期

于妊娠30周前,臀先露多能自行转为头先露。若妊娠30周后仍为臀先露应予矫正。常用的矫正方法有以下几种。

(1)胸膝卧位:让孕妇排空膀胱,松解裤带,做胸膝卧位姿势,每日2次,每次15min,连做1周后复查。这种姿势可使胎臀退出盆腔,借助胎儿重心改变,使胎头与胎背所形成的弧形顺着宫底弧面滑动而完成胎位矫正。

(2)激光照射或艾灸至阴穴:近年多用激光照射两侧至阴穴,也可用艾条灸,每日1次,每次15~20min,5次为1个疗程。

(3)外转胎位术:应用上述矫正方法无效者,于妊娠32~34周时,可行外转胎位术,因有发生胎盘早剥、脐带缠绕等严重并发症的可能,应用时要慎重,术前半小时口服沙丁胺醇4.8mg。行外转胎位术时,最好在B超监测下进行。孕妇平卧,两下肢屈曲稍外展,露出腹壁。查清胎位,听胎心率。操作步骤包括松动胎先露部、转胎。动作应轻柔,间断进行。若术中或术后发现胎动频繁而剧烈或胎心率异常,应停止转动并退回原胎位观察半小时。

2.分娩期

应根据产妇年龄、胎产次、骨盆大小、胎儿大小、胎儿是否存活、臀先露类型以及有无并发症,于临产初期做出正确判断,决定分娩方式。

(1)选择性剖宫产的指征:狭窄骨盆、软产道异常、胎儿体重大于3500g、胎儿窘迫、高龄初产、有难产史、不完全臀先露等,均应行剖宫产术结束分娩。

(2)决定经阴道分娩的处理。

第1产程:产妇应侧卧,不宜站立走动。少做肛查,不灌肠,尽量避免胎膜破裂。一旦破膜,应立即听胎心。若胎心变慢或变快,应行肛查,必要时行阴道检查,了解有无脐带脱垂。若有脐带脱垂,胎心尚好,宫口未开全,为抢救胎儿,需立即行剖宫产术。若无脐带脱垂,可严密观察胎心及产程进展。若出现协调性宫缩乏力,应设法加强宫缩。当宫口开大4~5cm时,胎足即可经宫口脱出至阴道。为了使宫颈和阴道充分扩张,消毒外阴之后,使用“堵”外阴方法。当宫缩时用无菌巾以手掌堵住阴道口,让胎臀下降,避免胎足先下降,待宫口及阴道充分扩张后才让胎臀娩出。此法有利于后出胎头的顺利娩出。在“堵”的过程中应每隔10~15min听胎心1次,并注意宫口是否开全。宫口已开全再堵易引起胎儿窘迫或子宫破裂。宫口近开全时,要做好接产和抢救新生儿窒息的准备。

第2产程:接产前,应导尿排空膀胱。初产妇应做会阴侧切术。有3种分娩方式:自然分娩,胎儿自然娩出,不作任何牵拉,极少见,仅见于经产妇、胎儿小、宫缩强、产道正常者;臀助产术,当胎臀自然娩出至脐部后,胎肩及后出胎头由接产者协助娩出,脐部娩出后,一般应在2~3min娩出胎头,最长不能超过8min,后出胎头娩出有主张用单叶产钳效果佳;臀牵引术,胎儿全部由接产者牵拉娩出,此种手术对胎儿损伤大,不宜采用。

第3产程产程延长易并发子宫乏力性出血。胎盘娩出后,应肌内注射催产素,防止产后出血。行手术操作及有软产道损伤者,应及时缝合,并予以抗生素预防感染。

六、肩先露

(一)概述

胎体纵轴与母体纵轴相垂直为横产式。胎体横卧于骨盆入口之上,先露部为肩,称为肩先露，占妊娠足月分娩总数的0.25%，是对母儿最不利的胎位。除死胎及早产儿胎体可折叠娩出外，足月活胎不可能经阴道娩出。若不及时处理，容易造成子宫破裂，威胁母儿生命。根据胎头在母体左或右侧和胎儿肩胛朝向母体前或后方，有肩左前、肩左后、肩右前、肩右后4种胎位。

1.病因

发生原因与臀先露类似。

2.临床特征

(1)临床表现:胎先露部胎肩不能紧贴子宫下段及宫颈内口，缺乏直接刺激，容易发生宫缩乏力;胎肩对宫颈压力不均，容易发生胎膜早破。破膜后羊水迅速外流，胎儿上肢或脐带容易脱出，导致胎儿窘迫甚至死亡。随着宫缩不断加强、胎肩及胸廓一部分被挤入盆腔内，胎体折叠弯曲，胎颈被拉长，上肢脱出于阴道口外，胎头和胎臀仍被阻于骨盆入口上方，形成忽略性肩先露。子宫收缩继续增强，子宫上段越来越厚，子宫下段被动扩张越来越薄，由于子宫上下段肌壁厚薄相差悬殊，形成环状凹陷，并随宫缩逐渐升高，甚至可以高达脐上，形成病理缩复环，这是子宫破裂的先兆，若不及时处理，将会发生子宫破裂。

(2)腹部检查:子宫呈横椭圆形，子宫长度低于妊娠周数，子宫横径宽。宫底部及耻骨联合上方较空虚，在母体腹部一侧触到胎头，另侧触到胎臀。肩前位时，胎背朝向母体腹壁，触之宽大平坦;肩后位时，胎儿肢体朝向母体腹壁，触及不规则的小肢体。胎儿在脐周两侧最清楚。根据腹部检查多能确定胎位。

(3)肛门检查或阴道检查:胎膜未破者，因胎先露部浮动于骨盆入口上方，肛查不易触及胎先露部。若胎膜已破、宫口已扩张者，阴道检查可触到肩胛骨或肩峰、肋骨及腋窝。腋窝尖端指向胎儿头端，据此可决定胎头在母体左或右侧。肩胛骨朝向母体前或后方，可决定肩前位或肩后位。例如胎头在母体右侧，肩胛骨朝向后方，则为肩右后位。胎手若已脱出于阴道口外，可用握手法鉴别是胎儿左手或右手，因检查者只能与胎儿同侧的手相握。例如，肩右前位时左手脱出，检查者用左手与胎儿左手相握，余类推。

(4)B超检查:能准确探清肩先露，并能确定具体胎位。

3.肩难产对母儿影响

肩难产发生时，前肩嵌顿，血流受阻，导致胎儿宫内缺氧;此时胎头虽已娩出，但因胎儿胸廓受产道挤压，不能建立呼吸;若助产失败，胎肩不能及时娩出，易导致母儿严重损伤。

(1)对母体的影响:产妇因宫缩乏力、产道损伤导致产后出血、产褥感染。严重软产道损伤可造成会阴Ⅲ度裂伤、尿瘘、粪瘘等严重并发症。

(2)对胎儿及新生儿的影响:肩难产处理不及时或失败，可造成胎儿窘迫、胎死宫内新生儿窒息、臂丛神经损伤、肱骨骨折、锁骨骨折、颅内出血、肺炎、神经系统异常，甚至死亡。

(二)防治

1.妊娠期

妊娠后期发现肩先露应及时矫正。可采用胸膝卧位、激光照射(或艾灸)至阴穴。上述矫正方法无效，应试行外转胎位术转成头先露，并包扎腹部以固定胎头。若行外转胎位术失败，应提前住院决定分娩方式。

2.分娩期

根据胎产次、胎儿大小、胎儿是否存活、宫口扩张程度、胎膜是否破裂、有无并发症等,决定分娩方式。

(1)足月活胎,伴有产科指征(如狭窄骨盆、前置胎盘,有难产史等),应于临产前行择期剖宫产术结束分娩。

(2)初产妇、足月活胎,临产后应行剖宫产术。

(3)经产妇、足月活胎,也可行剖宫产。若宫口开大5cm以上,破膜不久,羊水未流尽,可在全身麻醉下行内转胎位术,转成臀先露,待宫口开全助产娩出。若双胎妊娠第2胎儿为肩先露,可行内转胎位术。

(4)出现先兆子宫破裂或子宫破裂征象,无论胎儿死活,均应立即行剖宫产术。术中若发现宫腔感染严重,应将子宫一并切除。

(5)胎儿已死,无先兆子宫破裂征象,若宫口近开全,在全麻下行断头术或碎胎术。术后应常规检查子宫下段、宫颈及阴道有无裂伤。若有裂伤应及时缝合。注意产后出血,给予抗生素预防感染。

七、复合先露

(一)概述

胎先露部伴有肢体同时进入骨盆入口,称为复合先露。临床以一手或一前臂沿胎头脱出最常见,多发生于早产者,发病率为0.80%~1.66%。胎先露部不能完全充填骨盆入口或在胎先露部周围有空隙均可发生。

1.病因

以经产妇腹壁松弛者、临产后胎头高浮、骨盆狭窄、胎膜早破、早产、双胎妊娠及羊水过多等为常见原因。

2.临床特征

当产程进展缓慢时,行阴道检查发现胎先露部旁有肢体即可明确诊断。常见胎头与胎手同时入盆。诊断时应注意和臀先露及肩先露相鉴别。

3.对母儿影响

仅胎手露于胎头旁,或胎足露于胎臀旁者,多能顺利经阴道分娩。只有在破膜后,上臂完全脱出则能阻碍分娩。下肢和胎头同时入盆,直伸的下肢也能阻碍胎头下降,若不及时处理可致梗阻性难产,威胁母儿生命。胎儿可因脐带脱垂死亡,也可因产程延长、缺氧造成胎儿窘迫,甚至死亡等。

(二)防治

发现复合先露,首先应查清有无头盆不称。若无头盆不称,让产妇向脱出肢体的对侧侧卧,肢体常可自然缩回。脱出肢体与胎头已入盆,待宫口近开全或开全后上推肢体,将其回纳,然后经腹部下压胎头,使胎头下降,以产钳助娩。若头盆不称明显或伴有胎儿窘迫征象,应尽早行剖宫产术。

第四章　胎儿附属器异常

第一节　前置胎盘

胎盘正常附着部位为子宫体部的后壁、前壁或侧壁。若妊娠 28 周后，胎盘附着于子宫下段，下缘达到或覆盖宫颈内口，位置低于胎先露部，称为前置胎盘。前置胎盘是妊娠期的严重并发症之一，也是妊娠晚期阴道流血最常见的原因，发病率国内报道为 0.24%～1.57%，国外报道为 0.3%～0.5%。

一、病因

尚不清楚，可能与下述因素有关：

(一)子宫内膜损伤或病变

受精卵植入受损的子宫内膜，子宫蜕膜血管形成不良，胎盘供血不足，为摄取足够的营养而增大胎盘面积，伸展到子宫下段，形成前置胎盘。高龄、多产、多次刮宫、产褥感染、瘢痕子宫等是常见因素。有 2 次刮宫史者发生前置胎盘的风险增加 1 倍；子宫下段切口瘢痕妨碍胎盘随子宫峡部的伸展而向上“迁移”，增加前置胎盘的发生率，瘢痕子宫再次妊娠发生前置胎盘的危险性升高 5 倍。

(二)胎盘异常

胎盘面积过大而延伸至子宫下段，如多胎妊娠、副胎盘，膜状胎盘等，双胎妊娠前置胎盘的发生率较单胎妊娠高 1 倍。

(三)受精卵滋养层发育迟缓

受精卵到达宫腔时，滋养层尚未发育到能着床的阶段，继续下移，着床于子宫下段而形成前置胎盘。

(四)辅助生殖技术

辅助生殖技术受孕者，由于受精卵的体外培养和人工植入，受精卵可能与子宫内膜发育不同步，并且人工植入时可诱发宫缩，导致其着床于子宫下段，增加前置胎盘发生的风险。

二、分类

根据胎盘下缘与宫颈内口的关系，分为 4 种类型：

(一)完全性前置胎盘或称为中央性前置胎盘

胎盘组织覆盖整个宫颈内口。

(二)部分性前置胎盘

胎盘组织覆盖部分宫颈内口。

(三)边缘性前置胎盘

胎盘附着于子宫下段，下缘达到宫颈内口，但未覆盖宫颈内口。

(四)低置胎盘

胎盘附着于子宫下段,边缘距宫颈内口<20mm,但未达到宫颈内口。

胎盘下缘与宫颈内口的关系可随子宫下段逐渐伸展、宫颈管逐渐消失、宫颈口逐渐扩张而改变。因此,前置胎盘的类型可因诊断时期不同而不同,通常以处理前最后一次检查来确定其分类。

既往有剖宫产史,此次妊娠为前置胎盘,且胎盘附着于原手术瘢痕部位,其胎盘粘连、植入发生率高,可引起致命性的大出血,因此也有人称之为“凶险性”前置胎盘。

三、临床表现

(一)症状

妊娠晚期或临产时,突发无诱因、无痛性阴道流血是前置胎盘的典型症状。妊娠晚期子宫峡部逐渐拉长形成子宫下段,子宫下段伸展牵拉宫颈内口,宫颈管逐渐缩短,临产后的宫缩使宫颈管消失成为软产道的一部分。附着于子宫下段及宫颈内口的胎盘不能相应的伸展,与其附着处的子宫壁错位剥离,血窦破裂出血。前置胎盘可反复出血,出血时间、出血频率,出血量与前置胎盘类型有关。初次出血量一般不多,但也有初次即发生大出血而导致休克者。完全性前置胎盘初次出血时间较早,多发生在妊娠 28 周左右,出血频繁,出血量较多;边缘性前置胎盘初次出血时间较晚,多发生在妊娠末期或临产后,出血量较少;部分性前置胎盘的初次出血时间及出血量介于以上两者之间。

(二)体征

患者一般情况取决于出血量和出血速度。反复出血呈现贫血貌,急性大量出血可致面色苍白,四肢湿冷、脉搏细弱、血压下降等休克表现。腹部检查子宫软、无压痛,大小与妊娠周数相符。由于胎盘占据子宫下段,故常见胎先露高浮,约 1/3 患者胎位异常,臀先露居多。胎盘附着子宫前壁时,耻骨联合上方可闻及胎盘血流杂音。临产时检查,宫缩为阵发性,间歇期能完全松弛。反复出血或一次大量出血可出现胎心异常,甚至胎心消失。

四、诊断

(一)病史及临床表现

既往有多次分娩、刮宫史、子宫手术史,或有不良生活习惯、辅助生殖技术受孕,双胎等病史,出现上述症状和体征,应考虑前置胎盘的诊断。

(二)辅助检查

1.超声检查

超声可清楚显示胎盘、子宫壁,胎先露和宫颈的位置,根据胎盘下缘与宫颈内口的关系,确定前置胎盘的类型。超声检查包括经腹部超声和经阴道超声,由于经腹部超声容易漏诊附着于子宫后壁的前置胎盘,膀胱的充盈程度也影响其对胎盘位置的判断,故经阴道超声更准确,是评估胎盘状况的“标准”,而且目前认为不会增加出血的危险。不过超声无法判断是否合并胎盘粘连,出现以下超声声像则提示可能存在不同程度胎盘植入胎盘内多个不规:则的无回声区伴丰富血流信号;胎盘后方低回声带消失;子宫与膀胱壁的强回声线变薄、中断,以及膀胱子宫浆膜交界面血管分布增多且粗而不规则等。

妊娠中期胎盘约占据宫壁一半面积,邻近或覆盖宫颈内口的机会较多,妊娠晚期胎盘占据:宫壁面积减少到1/3或1/4,子宫下段的形成及伸展会增加胎盘下缘与宫颈内口的距离,因此超声检查描述胎盘位置时,应考虑妊娠周数,妊娠中期发现胎盘位置低,不宜诊断为前置胎盘,可称为"胎盘前置状态"。

2.磁共振检查(MRI)

怀疑合并胎盘粘连、植入者,可采用MRI辅助检查,超声结合MRI可提高诊断的准确率。怀疑"凶险性"前置胎盘者,MRI有助于了解胎盘侵入子宫肌层的深度、局部吻合血管分布情况,及是否侵犯膀胱等宫旁组织。动态观察MRI图像可见有"沸水症"。

(三)产后检查胎盘和胎膜

阴道分娩后应仔细检查胎盘胎儿面边缘有无血管断裂,有无副胎盘。胎膜破口距胎盘边缘在7cm以内,可作为诊断部分性、边缘性前置胎盘或低置胎盘的佐证。

前置胎盘最有效的辅助诊断方法如下超声检查,诊断明确者不必再行阴道检查。若需要排除宫颈、阴道疾病,必要时可在具备输液、输血及立即手术的条件下进行阴道窥诊,不做阴道检查,禁止肛查。

五、鉴别诊断

应与胎盘早剥,脐带帆状附着前置血管破裂、胎盘边缘血窦破裂鉴别。诊断时,应排除阴道壁病变、宫颈癌、宫颈糜烂及息肉等引起的出血。

六、对母儿的影响

(一)产时、产后出血

附着于子宫前壁的前置胎盘行剖宫产时,如子宫切口无法避开胎盘,则出血明显增多。胎儿分娩后,子宫下段收缩力较差,附着的胎盘不易剥离,剥离后因开放的血窦不易关闭而常发生产后出血。

(二)植入性胎盘

由于子宫下段蜕膜发育不良,前置胎盘绒毛可植入子宫下段肌层,分娩时易导致难以控制的大出血。1%～5%前置胎盘合并胎盘植入,但"凶险性"前置胎盘合并胎盘植入的概率明显增高。

(三)产褥感染

前置胎盘的胎盘剥离面接近宫颈外口,细菌易经阴道上行侵入胎盘剥离面,加之多数产妇因反复失血而致贫血,机体抵抗力下降,产褥期容易发生感染。

(四)围生儿预后不良

出血量多可致胎儿窘迫,甚至缺氧死亡。有时为挽救孕妇或胎儿生命需提前终止妊娠,早产率增加,低出生体重发生率及围生儿病死率也明显增加。

七、处理

原则是抑制宫缩、止血,纠正贫血和预防感染。根据阴道流血量、有无休克,妊娠周数,胎儿是否存活、是否临产及前置胎盘类型等进行相应的处理。

(一)期待疗法

适用于妊娠<34周,无症状或阴道流血量少、一般情况良好,胎儿存活,胎肺未成熟的孕

妇。目的是在母儿安全的前提下延长孕周,提高围生儿存活率。尽管国外有资料证明,住院与门诊治疗前置胎盘孕妇的妊娠结局并无明显差异,但对于有阴道流血的患者,我国仍强调住院期待治疗,并且应在有母儿抢救条件的医院进行。

1.一般处理

卧床休息,取侧卧位,血止后再适当活动。每日间断吸氧 3 次,每次 20～30 分钟,以提高胎儿血氧供应。严密观察阴道流血量,禁止性生活及其他刺激,便秘者可适当给予润肠通便,避免用力屏气。常规备血,做好急诊手术准备。

2.纠正贫血

补充铁剂,维持血红蛋由含量在 110/L 以上,血细胞比容在 0.30 以上。血红蛋白低于 70g/L,可输血治疗。

3.抑制宫缩

为赢得促胎肺成熟的时间,可酌情选用宫缩抑制剂。

4.促胎肺成熟

妊娠≤34＋6 周,给予促胎肺成熟治疗。

5.预防感染

反复阴道流血者需预防宫内感染的发生。

6.监测胎儿宫内情况和胎盘位置变化

期待过程中应加强对胎儿的监护,评估胎儿成熟程度,超声随访胎盘位置是否迁移。

(二)终止妊娠

1.终止妊娠的时机

(1)紧急终止妊娠:阴道大出血危及孕妇生命安全时,不论胎龄大小均应立即剖宫产;阴道流血量较多,胎肺不成熟者,可经短时间促肺成熟后终止妊娠;期待治疗过程中出现胎儿窘迫,胎儿已能存活,可急诊剖宫产终止妊娠。

(2)择期终止妊娠:无产前出血或出血少者,完全性前置胎盘在妊娠达 36 周,部分性及边缘性前置胎盘在妊娠满 37 周后终止妊娠。

2.终止妊娠的方法

(1)剖宫产:择期剖宫产是处理前置胎盘的首选。

剖宫产指征:完全性前置胎盘;部分性及边缘性前置胎盘出血量较多,先露高浮,短时间内不能结束分娩者;胎心、胎位异常者。

术前应积极纠正休克、备血,输液,做好处理产后出血及抢救新生儿的准备。子宫切口的选择原则上应避开胎盘,以免增加孕妇和胎儿的失血。对于前壁胎盘,可参考产前超声定位及术中探查所见,遵循个体化原则灵活选择子宫切口。胎儿娩出后,立即子宫肌壁内注射宫缩剂,待子宫收缩后剥离胎盘,如果剥离过程中发现合并胎盘植入,不可强行剥离,应根据植入面积大小给予相应处理。若胎盘剥离后,子宫下段胎盘剥离面出血多,可参考“产后出血”的处理采取相应措施。若各项措施均无效,尤其合并胎盘大部分植入者,应向家属交代病情,果断切除子宫。

(2)阴道分娩:适用于边缘性前置胎盘和低置胎盘,出血不多、枕先露、无头盆不称及胎位异常,估计短时间内能分娩者。在有条件的医院,备足血源的情况下,可在严密监测下进行阴道试产。宫颈口扩张后,人工破膜,加强宫缩促使胎头下降压迫胎盘,减少出血并加速产程进展。一旦产程停滞或阴道流血增多,应立即剖宫产结束分娩。

(三)紧急转运

若反复出血或阴道流血多,而当地医院无条件处理,应在充分评估母儿情况,建立静脉通道,在输血输液、止血、抑制宫缩的条件下,由医务人员护送,迅速转诊至上级医院。

(四)“凶险性”前置胎盘的处理

“凶险性”前置胎盘的处理需多科协作,必须在有良好医疗条件的医院内进行,因此应当尽早明确诊断,及时转诊,平衡母体及胎儿两方面的利益,合理期待,尽量择期剖宫产终止妊娠。必须重视围术期处理,做好产后出血抢救的准备,由技术熟练、急救经验丰富的医生实施手术。

八、预防

采取有效的避孕措施,避免多次人工流产及刮宫损伤,预防感染。发生妊娠期出血时,应及时就医,尽早做出诊断和处理。

前置胎盘是妊娠晚期可危及母儿生命的严重并发症之一。妊娠晚期突发无痛性阴道流血,应考虑前置胎盘。阴道流血时间,频率,出血量与前置胎盘类型有关。超声检查为目前诊断前置胎盘最有效的方法。根据阴道流血量、有无休克,妊娠周数、胎儿是否存活、是否临产及前置胎盘类型等可采取期待疗法或终止妊娠。如果前置胎盘发生严重出血而危及孕妇生命安全时,不论胎龄大小均应立即终止妊娠。剖宫产是处理前置胎盘的主要手段。“凶险性”前置胎盘合并胎盘植入的概率高,分娩时易导致难以控制的大出血,严重危及母儿生命,强调早期明确诊断,无救治条件应及时转诊。重视围术期处理及产后出血的抢救。

第二节　胎盘早剥

妊娠20周后或分娩期,正常位置的胎盘于胎儿娩出前,全部或部分从子宫壁剥离,称为胎盘早剥,是妊娠晚期的严重并发症之一。由于起病急、发展快,处理不当可威胁母儿生命。国内报道发生率为0.46%～2.1%,国外为1%～2%。发生率的高低与产后是否仔细检查胎盘有关,有些轻型胎盘早剥症状不明显,易被忽略。

一、病因

发病机制尚不完全清楚,可能与以下因素有关:

(一)子宫胎盘血管病变

胎盘早剥多发生于子痫前期、慢性高血压及慢性肾脏疾病的孕妇。这些疾病引起全身血管痉挛、硬化,子宫底蜕膜也可发生螺旋小动脉痉挛或硬化,引起远端毛细血管缺血坏死而破裂出血,在底蜕膜层与胎盘之间形成血肿,导致胎盘从子宫壁剥离。

(二)机械因素

外伤如腹部直接被撞击或挤压、性交,外倒转术等均可诱发胎盘早剥。脐带过短或脐带缠绕相对过短,临产后胎儿下降,脐带牵拉使胎盘自子宫壁剥离。羊水过多突然破膜时,羊水流出过快或双胎分娩时第一胎儿娩出过快,使宫内压骤减,子宫突然收缩而导致胎盘早剥。

(三)子宫静脉压升高

妊娠晚期或临产后,若孕妇长时间处于仰卧位,妊娠子宫可压迫下腔静脉使回心血量减少,血压下降(仰卧位低血压综合征),子宫静脉瘀血,静脉压升高,致使蜕膜静脉床瘀血、破裂,引起胎盘剥离。

(四)其他

高龄孕妇、经产妇易发生胎盘早剥;不良生活习惯如吸烟、酗酒及吸食可卡因等是国外发生率增高的原因;胎盘位于子宫肌瘤部位易发生胎盘早剥;宫内感染、有血栓形成倾向的孕妇胎盘早剥发生率增高;有胎盘早剥史的孕妇再次妊娠发生胎盘早剥的风险明显增高。

二、病理及病理生理

胎盘早剥的主要病理变化是底蜕膜出血,形成血肿,使该处胎盘自子宫壁剥离。如剥离面小,血液很快凝固而出血停止,临床可无症状或症状轻微。如继续出血,胎盘剥离面也随之扩大,形成较大的胎盘后血肿,血液可冲开胎盘边缘及胎膜经宫颈管流出,表现为外出血,称为显性剥离。如胎盘边缘或胎膜与子宫壁未剥离,或胎头进入骨盆入口压迫胎盘下缘,使血液积聚于胎盘与宫壁之间不能外流而致无阴道流血,称为隐性剥离。由于血液不能外流,胎盘后出血越积越多,子宫底升高,当出血达到一定程度,压力增大,血液冲开胎盘边缘和胎膜经宫颈管流出,即为混合性出血。有时胎盘后血液可穿破羊膜而溢入羊膜腔,形成血性羊水。

胎盘早剥尤其是隐性剥离时,胎盘后血肿增大及压力增加,使血液浸入子宫肌层,引起肌纤维分离、断裂及变性,当血液经肌层浸入浆膜层时,子宫表面可见蓝紫色瘀斑,尤以胎盘附着处明显,称为子宫胎盘卒中,有时血液可进一步渗入阔韧带、输卵管系膜,或经输卵管流入腹腔。卒中后的子宫收缩力减弱,可造成产后出血。

剥离处的胎盘绒毛及蜕膜可释放大量组织凝血活酶,进入母体血液循环后激活凝血系统,导致弥散性血管内凝血(DIC),在肺、肾等器官内形成微血栓,引起器官缺氧及功能障碍。DIC继续发展可激活纤维蛋白溶解系统,产生大量纤维蛋白原降解产物(FDP),引起继发性纤溶亢进。由于凝血因子的大量消耗及高浓度 FDP 的生成,最终导致严重的凝血功能障碍。

三、临床表现及分类

根据病情严重程度,将胎盘早剥分为 3 度:

(一)Ⅰ度

以显性出血为主,多见于分娩期,胎盘剥离面积小,常无腹痛或腹痛轻微。腹部检查体征不明显,子宫无压痛或胎盘剥离处轻微压痛,宫缩有间歇,胎位清楚,胎心率多正常。常常靠产后检查胎盘,发现胎盘母体面有陈旧凝血块及压迹才得以确诊。

(二)Ⅱ度

以隐性出血为主,亦可为混合性出血,胎盘剥离面约为胎盘面积的 1/3,多见于子痫前期、慢性高血压等有血管病变的孕妇。主要症状为突发的持续性腹痛，腰酸及腰背痛，疼痛程度与胎盘后积血多少呈正相关。常无阴道流血或流血不多，贫血程度与阴道流血量不相符。腹部检查：子宫往往大于妊娠月份，宫底随胎盘后血肿的增大而增高，子宫多处于高涨状态，压痛，尤以胎盘剥离处最明显，但子宫后壁胎盘早剥时压痛可不明显。胎位可扪及，胎儿多存活。

(三)Ⅲ度

胎盘剥离面一般超过胎盘面积的1/2，临床表现较Ⅱ度加重，出现面色苍白，四肢湿冷、脉搏细弱、血压下降等休克征象，且休克的严重程度与阴道流血量不相符。腹部检查：子宫硬如板状，宫缩间歇期不能放松，胎位扪不清，胎心消失。若无凝血功能障碍为Ⅲa，有凝血功能障碍为Ⅲb。

四、辅助检查

(一)超声检查

可协助了解胎盘附着部位及胎盘早剥的程度，明确胎儿大小及存活情况。提示胎盘早剥的超声声像图有胎盘与子宫壁之间边缘不清楚的液性暗区、胎盘增厚，胎盘绒毛膜板凸入羊膜腔、羊水内出现流动的点状回声等。不过仅25%的胎盘早剥能经超声检查证实，即使阴性也不能排除胎盘早剥，但可与前置胎盘鉴别。

(二)实验室检查

了解贫血程度及凝血功能。可行血常规、尿常规、二氧化碳结合力及肝、肾功能等检查。Ⅱ、Ⅲ度患者应做以下试验：一是DIC筛选试验：包括血小板计数、血浆凝血酶原时间、血浆纤维蛋白原定量。二是纤溶确诊试验：包括凝血酶时间、副凝试验和优球蛋白溶解时间。三是情况紧急时，可行血小板计数，并用全血凝块试验监测凝血功能，粗略估计血纤维蛋白原含量。

(三)胎儿监护

胎心监护出现基线变异消失、正弦波形、变异减速、晚期减速及胎心率缓慢等，应警惕胎盘早剥的发生。

五、诊断与鉴别诊断

依据病史，临床症状及体征，可做出临床诊断。Ⅱ、Ⅲ度患者出现典型临床表现时诊断较容易，主要与先兆子宫破裂相鉴别。Ⅰ度患者临床表现不典型，可结合超声检查判断，并与前置胎盘相鉴别，超声有误诊可能，应重视临床症状及凝血常规的变化。

六、并发症

(一)弥散性血管内凝血(DIC)

胎盘剥离面积大，尤其是胎死宫内的患者，可能发生DIC。临床表现为阴道流血不凝或血凝块较软，皮肤、黏膜出血，甚至咯血、呕血及血尿。

(二)产后出血

子宫胎盘卒中者子宫肌层发生病理改变而影响收缩，可致严重的产后出血；并发凝血功能障碍，产后出血更难避免且不易纠正，是导致出血性休克的重要原因。

(三)羊水栓塞

胎盘早剥时，剥离面子宫血管并放，破膜后羊水可沿开放的血管进入母血液循环，导致羊水栓塞。

(四)急性肾衰竭

胎盘早剥出血、休克及DIC等，导致肾血流量严重减少，尤其Ⅱ、Ⅲ度胎盘早剥常由子痫前期等引起，存在肾内小动脉痉挛、肾小球前小动脉狭窄，肾脏缺血等基础病变，易发生肾皮质或肾小管缺血坏死，出现急性肾衰竭。

(五)胎儿宫内死亡

胎盘早剥出血引起胎儿急性缺氧，围生儿窒息率、病死率、早产率均升高，胎盘早剥面积超过50%，胎儿宫内死亡的风险显著增加。

七、处理

胎盘早剥的治疗原则为早期识别，积极纠正休克，及时终止妊娠，控制DIC，减少并发症。处理是否及时与恰当将决定母儿的预后。

(一)纠正休克

建立静脉通道，输注红细胞、血浆、冷沉淀等，迅速补充血容量及凝血因子，以纠正休克，改善全身状况。应保持血细胞比容不小于0.30，尿量≥30mL/h。

(二)及时终止妊娠

胎盘早剥一旦发生，胎儿娩出前剥离面可能继续扩大，持续时间越长，病情越重，出现并发症的风险越高，因此原则上胎盘早剥一旦确诊，必须及时终止妊娠，控制子宫出血。终止妊娠的方式取决于胎盘剥离的严重程度、孕妇生命体征、孕周，胎儿宫内状况、胎方位、能否短期内分娩等。

1.剖宫产

适用于：Ⅱ、Ⅲ度胎盘早剥，估计不可能短期内分娩者；Ⅰ度胎盘早剥，出现胎儿窘迫，需抢救胎儿者；有产科剖宫产指征者；病情急剧加重，危及孕妇生命时，不论胎儿存活与否，均应立即剖宫产。术前常规检查凝血功能，并备足新鲜血、血浆和血小板等。术中娩出胎儿和胎盘后，立即注射宫缩剂、人工剥离胎盘、按摩子宫，发生子宫胎盘卒中者，给予热盐水湿敷，多数可使子宫收缩良好而控制出血。若发生难以控制的出血，或发生DIC，应快速输入新鲜血及凝血因子，及时行子宫切除术。

2.阴道分娩

(1)Ⅰ度胎盘早剥，全身情况良好，病情较轻，以显性出血为主，宫口已开大，估计短时间内能结束分娩者，可经阴道分娩，先行人工破膜使羊水缓慢流出，减少子宫容积，以腹带紧裹腹部加压，使胎盘不再继续剥离。如子宫收缩乏力，可滴注缩宫素缩短产程。产程中应密切观察心率，血压、宫底高度、阴道流血量及胎儿宫内情况；一旦发现病情加重或出现胎儿窘迫征象，或破膜后产程进展缓慢，应剖宫产结束分娩。

(2)胎儿死亡者，若孕妇生命体征平稳，病情无明显加重的趋势，且产程已发动，首选经阴道分娩。但出血过多或存在其他产科指征，仍以剖宫产终止妊娠为上策。

目前认为，对于妊娠32～34周Ⅰ度胎盘早剥者，可给予非手术治疗以延长孕周，促胎肺成熟。32周以前者，如为显性出血，子宫松弛，孕妇及胎儿状况稳定，也可考虑非手术治疗同时促胎肺成熟。非手术治疗过程中应密切监测胎盘早剥的情况，一旦出现阴道流血增加、子宫张力增高或胎儿窘迫等，应立即终止妊娠。

(三)并发症的处理

1.产后出血

胎盘早剥患者易发生产后出血，产后应密切观察子宫收缩、宫底高度，阴道流血量及全身情况。分娩后及时应用宫缩剂，按摩子宫，警惕DIC的发生。

2.凝血功能障碍和急性肾衰竭

在迅速终止妊娠，阻止促凝物质继续进入孕妇血液循环的基础上纠正凝血功能障碍：按比例及时补充足量的红细胞悬液，新鲜冷冻血浆、血小板，酌情输入冷沉淀、纤维蛋白原3～6g；在DIC高凝阶段及早应用肝素，阻断DIC的发展；纤溶亢进阶段，出血不止，可在肝素化和补充凝血因子的基础上应用抗纤溶药物以抑制纤维蛋白原的激活因子。患者出现少尿(尿量＜17mL/h)或无尿(尿量＜100mL/24h)应考虑肾衰竭可能，在补足血容量的基础上给予呋塞米40mg静脉推注，可重复使用。必要时行血液透析治疗。

八、预防

对妊娠期高血压疾病及慢性肾炎孕妇，应加强孕期管理，并积极治疗。防止外伤、避免不良生活习惯、预防宫内感染等。对高危患者不主张行胎儿倒转术，妊娠晚期和分娩期，应避免长时间仰卧，人工破膜应在宫缩间歇期进行等。

胎盘早剥是妊娠20周后或分娩期发生的妊娠严重并发症。主要病理变化是底蜕膜出血，形成血肿，使正常位置的胎盘在胎儿娩出前自子宫壁剥离，可严重危及母儿生命。根据胎盘剥离面积的大小及病情严重程度，分为3度，Ⅰ度胎盘剥离以外出血为主，Ⅲ度常为内出血或混合性出血。临床表现为突发的持续性腹痛，检查子宫呈高涨状态，压痛。超声检查可排除前置胎盘。Ⅱ、Ⅲ度患者可出现严重并发症，确诊后应立即终止妊娠。胎盘早剥危及孕妇生命时，不管胎儿存活与否，均应立即剖宫产。

第三节　胎盘植入异常

妊娠时，原发性蜕膜发育不全或创伤性内膜缺陷，致使底蜕膜完全性或部分性缺失，胎盘与子宫壁异常附着，绒毛植入有缺陷的蜕膜基底层甚至子宫肌层，可引起产时产后出血等严重并发症。其发生与下列因素有关：子宫内膜损伤如多产、多次人工流产、宫腔感染等；胎盘附着部位异常如附着于子宫下段、子宫颈部及子宫角部；子宫手术史如剖宫产术、子宫肌瘤剔除术，子宫整形术等。孕囊若种植于手术瘢痕部位，发生胎盘植入的风险极大，是导致“凶险性”产后出血的主要原因子宫病变如子宫肌瘤、子宫腺肌病、子宫畸形等。

根据胎盘植入的面积分为部分性或完全性，根据胎盘植入的深度分为胎盘粘连、胎盘植入、穿透性胎盘。

一、粘连性胎盘

系胎盘绒毛附着于子宫肌层表面。临床可见胎盘完全性粘连或部分性粘连，常与前置胎盘并存。胎盘完全粘连一般不出血；若部分粘连，则部分胎盘剥离，血窦开放，同时胎盘滞留影响子宫收缩，可引起产后出血。处理一般为人工剥离胎盘。

二、植入性胎盘

系胎盘绒毛植入到子宫肌层内。前置胎盘合并胎盘植入的发生率为1%～5%，并随着剖宫产次数增加而明显增高。

胎盘植入若临床诊断困难，需病理诊断，即显微镜下见到子宫肌层中含有绒毛组织。疑胎盘植入者，胎儿娩出后切忌用力牵拉脐带，以免导致子宫内翻。胎盘植入易引起难以控制的产后出血，可能需切除子宫。

三、穿透性胎盘植入

系胎盘绒毛植入肌层并穿透肌壁到达或超过子宫浆膜面。穿透性胎盘可侵袭膀胱等其他盆腔组织，造成损伤。

第四节　胎盘形态异常

正常胎盘为盘状，呈圆形或卵圆形。胎盘形态异常的病因尚未充分了解，可能与受精卵和子宫环境两方面因素有关。如囊胚在子宫内膜种植过深或过浅，使平滑绒毛膜未及时萎缩，或真蜕膜与包蜕膜过早融合，使平滑绒毛膜有较丰富的血供而未萎缩，形成膜状胎盘、环状胎盘；胎盘在发育阶段，由于蜕膜发育不良，囊胚附着处血供不足，导致胎盘迁徙，形成副胎盘、多叶胎盘，帆状胎盘等。胎盘形态异常的种类很多，其中很多并无特殊临床意义。现将部分较有临床意义的异常形态胎盘介绍如下。

一、多叶胎盘

系一个胎盘分成两叶、三叶或更多，但有一共同的部分互相连在一起。孕卵着床后，底蜕膜血管供应障碍，呈局灶状分布，仅血管丰富的底蜕膜处才有叶状绒毛膜发育，形成多叶状胎盘。这类胎盘在剥离，娩出时易造成胎盘残留，引起产后出血及感染。

二、副胎盘和假叶胎盘

副胎盘系一个或多个胎盘叶，与主胎盘分开有一定的距离（至少2cm），借胎膜、血管与主胎盘相连。如果其间无血管相连，即为假叶胎盘。副胎盘具有重要的临床意义：连接主，副胎盘的血管可在胎先露部前方横越宫颈内口，形成前置血管，在妊娠期或分娩期发生破裂或断裂，引起产前或产时出血，导致胎儿窘迫或死亡；偶可见副胎盘附着于子宫下段，临床表现似前置胎盘，检查发现正常位置也有胎盘；主胎盘娩出后，副胎盘可残留于宫腔内，导致产后出血及感染。假叶胎盘由于无血管与主胎盘相连，更易造成胎盘残留。胎盘娩出后应详细检查，注意胎膜上有无大块绒毛膜缺损区，胎盘、胎膜边缘有无断裂的血管。

三、轮廓胎盘和有缘胎盘

轮廓胎盘和有缘胎盘均系绒毛膜外胎盘，即胎儿面的绒毛板小于母体面的基底板。若胎儿面中央凹陷，周围环绕白色，不透明的厚膜环（由双层返折的绒毛膜及羊膜组成，其间含有变性的蜕膜与纤维素），称为轮廓胎盘或轮状胎盘，可分为完全性和部分性；若此环紧靠胎盘边缘，则称为有缘胎盘。环内胎儿面的大血管自脐血管分支向四周延伸至环的边缘终止，改在胎膜下胎盘的深部走行。形成原因可能是由于孕卵的植入能力较弱，发育早期绒毛膜板形成过小，边缘的绒毛组织斜向外侧生长，累及周围的蜕膜而形成。轮廓胎盘和有缘胎盘的临床意义：

（一）产前出血

由于胎盘边缘血窦壁薄弱，易破裂出血，多发生在孕晚期，表现为多次无痛性少量阴道流血，与前置胎盘不同的是其出血量不随孕期延伸而增加。

（二）晚期流产及早产

多由其边缘血窦破裂、胎盘功能不全所致。

（三）产后出血

常因第三产程胎盘剥离不全，胎膜残留或宫缩乏力等引起。因此无痛性阴道流血的孕妇，在排除前置胎盘后，应考虑轮廓胎盘的可能，处理以保胎及防止早产为主。产时注意胎儿窘迫，产后仔细检查胎盘，警惕胎盘，胎膜残留，避免产后出血及感染。

第五节　胎膜早破

胎膜破裂发生在临产前称胎膜早破（PROM）。发生在妊娠满 37 周后，称足月胎膜早破，发生率 8%～10%；发生在 37 周前者，称未足月胎膜早破（PPROM），单胎妊娠 PPROM 发生率为 2%～4%，双胎妊娠 PPROM 发生率为 7%～20%，是早产的主要原因。胎膜早破的妊娠结局与破膜时孕周有关，孕周越小，围生儿预后越差。

一、病因

导致胎膜早破的因素很多，往往是多因素相互作用的结果。

（一）生殖道感染

感染是引起胎膜早破的主要原因，70%胎膜早破有绒毛膜羊膜炎的组织学证据，30%～40%羊水细菌培养呈阳性。

微生物附着于胎膜，趋化中性粒细胞，激活细胞因子，产生大量蛋白水解酶、弹性蛋白酶及基质金属蛋白酶等，降解胎膜细胞外基质和各类胶原，以及宫颈局部的胶原蛋白，使胎膜抗张能力下降和宫颈软化扩张，导致胎膜破裂。

（二）羊膜腔压力增高

覆盖宫颈局部的胎膜在妊娠晚期存在形态、生化及组织学改变，是其薄弱区，当宫腔内压力过高如双胎妊娠、羊水过多等,可使薄弱的胎膜破裂。

(三)胎膜受力不均

胎位异常、头盆不称等可使胎儿先露部不能与骨盆入口衔接,盆腔空虚致使前羊膜囊所受压力不均,引起胎膜早破。先天性宫颈局部组织结构薄弱或因手术,创伤等使宫颈内口括约功能破坏,宫颈内口松弛,前羊膜囊楔入,受压不均,加之此处胎膜最接近阴道,缺乏宫颈黏液保护,易受病原微生物感染,导致胎膜早破。

(四)营养素缺乏

维生素 C、锌、铜缺乏,影响胎膜的胶原纤维、弹力纤维合成,使胎膜抗张能力下降,易引起胎膜早破。

(五)创伤

羊膜腔穿刺不当、人工剥膜、妊娠晚期性生活频繁等均有可能引起胎膜早破。

二、临床表现

90%患者突感较多液体从阴道流出,无腹痛等其他产兆。肛门检查上推胎儿先露部时,阴道流液增加,有时液体中混有胎脂或胎粪。阴道窥器检查见液体自宫颈口内流出或后穹窿有液池形成,可诊断胎膜早破。少量间断阴道流液应进一步检查,与尿失禁,阴道炎进行鉴别。

胎膜早破潜伏期是指胎膜破裂到分娩启动的时间,潜伏期越长,感染的发生率越高。当出现阴道流出液有臭味、子宫激惹、发热等应考虑绒毛膜羊膜炎。由于多数绒毛膜羊膜炎症状不典型,具有隐匿性,对出现母胎心率增快者应高度重视。

三、诊断

(一)临床表现

孕妇主诉阴道流液,或外阴湿润等。

(二)辅助检查

1.胎膜早破的诊断

(1)阴道液 pH 测定:正常阴道液 pH 为 4.5～5.5,羊水 pH 为 7.0～7.5,如阴道液 pH>6.5,提示胎膜早破可能性大。但阴道液被血、尿、精液及细菌性阴道病所致的大量白带污染,可产生假阳性,因此不能作为确诊依据。

(2)阴道液涂片检查:取阴道后穹窿积液置于干净玻片上,干燥后镜检,显微镜下出现羊齿植物叶状结晶可诊断为羊水,但精液和宫颈黏液可造成假阳性。阴道液涂片用 0.5%硫酸尼罗蓝染色,镜下见到橘黄色胎儿上皮细胞,或用苏丹Ⅲ染色,见到黄色脂肪小粒,均有助于诊断。

(3)生化检查:

1)胰岛素样生长因子结合蛋白－1(－IGFBP－1):检测阴道液中 1GFBP－1 诊断胎膜早破特异性强,不受血液、精液,尿液和宫颈黏液的影响。

2)可溶性细胞间黏附分子－1(sICAM－1):羊水中 sICAM－1 浓度高,胎膜破裂时阴道液中 sICAM－1 的浓度显著增加。

3)胎盘 α 微球蛋白－1(PAMG－1);PAMG－1 是胎盘分泌的糖蛋白,羊水中含量丰富,检测宫颈阴道分泌物中的 PAMG－1,能快速诊断 PROM,较 IG－FBP－1 具有更高的敏感性及特异性，且不受精液，尿素、血液或阴道感染的影响。

(4)羊膜镜检查：可以直视胎儿先露部，看见头发或其他胎儿部分，却看不到前羊膜囊即可诊断胎膜早破。

(5)超声检查：羊水量急剧减少可协助诊断。

2.绒毛膜羊膜炎的诊断

(1)血常规及生化检查：血常规白细胞计数、中性粒细胞增高，C－反应蛋白＞8mg/L，降钙素原≥0.5ng/mL 提示感染的可能。

结合临床表现及血常规检查，具有以下任何一项应考虑绒毛膜羊膜炎：阴道流出液有臭味；母体体温≥38℃；母体心率增快≥100 次/分，胎心率≥160 次/分；子宫激惹，张力增大；母体白细胞计数≥15×10^9/L，中性粒细胞≥90％。

(2)经腹羊膜腔穿刺检查：超声引导下羊膜腔穿刺抽取羊水检查是产前辅助诊断绒毛膜羊膜炎的常用方法，临床检查指标包括如下。

1)羊水细菌培养：是诊断绒毛膜羊膜炎的标准，但费时，难以快速诊断。

2)羊水涂片革兰染色检查：找到细菌可诊断绒毛膜羊膜炎，该法特异性较高，但敏感性较差。

3)羊水涂片计数白细胞：≥30 个白细胞/l，提示绒毛膜羊膜炎。如羊水涂片革兰染色未找到细菌，而涂片白细胞计数增高，应警惕支原体、衣原体感染。

4)羊水白介素 6(IL－6)检测：羊水中 L－6≥7.9ng/mL，提示急性线毛膜羊膜炎。该方法诊断敏感性较高，且对预测新生儿并发症如肺炎，败血症等有帮助。

5)羊水葡萄糖定量检测：羊水葡萄糖＜10mg/dL，提示绒毛膜羊膜炎。该方法常与上述其他指标同时检测，综合评价绒毛膜羊膜炎的可能性。

四、对母儿影响

(一)对母体影响

1.感染

胎膜破裂后，随着潜伏期延长，羊水细菌培养阳性率增高，破膜超过 24 小时，感染率增加 5～10 倍。另外，破膜后剩余羊水越少，抗感染能力越低，绒毛膜羊膜炎发生率越高。

2.胎盘早剥

胎盘早剥发生率 4％～7％，突然发生胎膜破裂应注意腹部张力、阴道流血及胎儿宫内情况。

3.剖宫产率增高

羊水减少致使不协调宫缩以及脐带受压，胎心监护异常的发生率增高，导致剖宫产率随之增高。

(二)对胎儿影响

1.早产

30％～40％早产与胎膜早破有关。早产儿的预后与胎膜早破发生及分娩的孕周密切相关，孕周越小，预后越差。

2.感染

胎膜早破并发绒毛膜羊膜炎时,新生儿败血症的发病率及围生儿病死率增高。胎盘感染所致的胎儿炎性反应综合征(FIRS)是导致围生儿不良结局的重要原因,可引起胎儿脑室出血、脑白质受损,羊水和脐血内 IL-6、TNF-α 等的浓度越高,围生儿预后越差。

3.脐带脱垂或受压

胎先露未衔接者破膜后脐带脱垂的危险性增加;因破膜继发羊水减少,脐带受压,可致胎儿窘迫。

4.胎肺发育不良及胎儿受压综合

破膜时孕周越小,引发羊水过少越早,胎肺发育不良的发生率越高。如破膜潜伏期长于 4 周,严重羊水过少,可表现出明显胎儿宫内受压,出现胎儿骨骼发育异常、胎体粘连等。

五、处理

(一)足月胎膜早破

足月胎膜早破通常是即将临产的征兆。因破膜时间越长,感染的风险越高,故足月胎膜早破患者,需预防和监测绒毛膜羊膜炎,尽早终止妊娠。无剖宫产指征者,应积极引产,尽量避免频繁阴道检查,以免增加细菌上行感染的风险。

(二)未足月胎膜早破

处理的总体原则是一旦感染的风险超过早产并发症的风险,立即终止妊娠。孕周大小是决定 PPROM 处理方案的关键因素。<24 周的 PPROM 多主张引产,不宜继续妊娠;妊娠 24～33+周的 PPROM,若无母胎禁忌证,可给予促胎肺成熟治疗,期待至 34 周以后;而妊娠 34 周以后属于近足月的 PPROM,无充分证据证明继续期待治疗能改善母儿结局,而潜伏期延长可增加母儿感染的风险,应考虑终止妊娠。

1.期待疗法

适用于胎肺未成熟,没有羊膜腔感染者。

(1)一般处理:卧床,保持外阴清洁,密切观察孕妇体温、宫缩,母胎心率,阴道流液性状,定期复查血常规、C-反应蛋白,胎心监护、剩余羊水量等,避免不必要的阴道检查。

(2)预防感染:PPROM 预防性应用抗生素,能有效延长潜伏期,减少绒毛膜羊膜炎的发生率,降低围生儿病率和病死率。抗生素的选择和疗程,应依据细菌培养药敏结果,遵循个体化原则。通常 B 族链球菌感染选择青霉素;支原体或衣原体感染,选择红霉素或罗红霉素;如感染的微生物不明确,可选用广谱抗生素。

(3)抑制宫缩:对于孕周小的 PPROM,若无延长妊娠的禁忌,可应用宫缩抑制剂,争取促胎肺成熟的时间。

(4)促胎肺成熟:34 周推荐给予促胎肺成熟治疗。

2.终止妊娠

PPROM 终止妊娠的时机和方式的选择,需综合孕周早产儿存活率、是否存在羊水过少或绒毛膜羊膜炎、胎儿能否耐受宫缩等因素。

(1)阴道分娩:≥34 周,胎肺成熟,无剖宫产指征,宫颈成熟者,可引产。产程中进行持续胎心监护,预防产后出血及产褥感染,做好新生儿复苏准备,有异常情况时放宽剖宫产指征。

(2)剖宫产:胎肺已成熟,但胎位异常、胎头高浮,或有明显羊膜腔感染,伴有胎儿窘迫者,剖宫产终止妊娠,同时抗感染治疗。

六、预防

(一)尽早治疗下生殖道感染

妊娠期及时治疗滴虫阴道炎、淋病奈·氏菌感染、宫颈沙眼衣原体感染,细菌性阴道病等。泌尿系感染包括无症状菌尿症应积极治疗。

(二)注意营养平衡

适量补充铜、锌或维生素C。

(三)避免腹压突然增加

特别对先露部高浮、子宫膨胀过度者,应予以足够休息,避免腹压突然增加。

(四)治疗宫颈内口松弛

可于妊娠14~16周行宫颈环扎术。

临产前胎膜破裂为胎膜早破,主要由生殖道病原微生物上行性感染所致。主要症状为突感较多液体从阴道流出,无腹痛等其他产兆。检查可见阴道排液,可混有胎脂或胎粪。如并发羊膜腔感染,则表现为阴道流出液体有臭味,伴发热、母儿心率增快、子宫激惹、白细胞计数增高等。隐匿性羊膜腔感染时,虽无明显发热,但常出现母胎心率增快。胎膜早破的处理原则:若胎肺不成熟,无明显临床感染征象,无胎儿窘迫,可期待治疗;若胎肺成熟或有明显临床感染征象,立即终止妊娠。

第六节　脐带异常

脐带是胎儿与母体进行物质和气体交换的唯一通道,是胎儿生命的桥梁。若脐带发生异常,造成胎儿血供受限或受阻,将导致胎儿窘迫、发育异常,甚至胎儿死亡。

一、脐带先露和脐带脱垂

胎膜未破时脐带位于胎先露部前方或一侧称为脐带先露,也称隐性脐带脱垂。胎膜破裂后,脐带脱出于宫颈口外,降至阴道内甚至露于外阴,称为脐带脱垂。

(一)病因

脐带脱垂多发生在胎先露部不能衔接时,常见原因有:胎位异常:因胎先露部与骨盆入口之间有间隙使脐带滑落,多见于足先露或肩先露;胎头高浮或头盆不称,使胎头与骨盆入口间存在较大间隙;胎儿过小或双胎妊娠分娩第二胎儿时;羊水过多、羊膜腔内压力过高,破膜时脐带随羊水流出;球拍状胎盘、低置胎盘;脐带过长。

(二)对母儿的影响

1.对母体影响

增加剖宫产率及手术助产率。

2.对胎儿影响

胎先露部尚未衔接、胎膜未破者，宫缩时胎先露部下降，一过性压迫脐带导致胎心率异常；胎先露衔接、胎膜已破者，脐带受压在胎先露与骨盆之间时，可致胎儿缺氧、胎心消失，脐带血液循环阻断超过 7～8 分钟，即可胎死宫内。以头先露最严重，足先露、肩先露较轻。

(三)诊断

若有脐带脱垂的危险因素存在，须警惕其发生。胎膜未破，胎动或宫缩后胎心率突然变慢，改变体位、上推胎先露及抬高臀部后迅速恢复者，应考虑脐带先露的可能，可行胎心监护，超声及彩色多普勒超声检查有助于明确诊断。胎膜已破，胎心率异常，或胎心监护出现胎心基线慢、平直等，应立即进行阴道检查，在胎先露旁或前方及阴道内触及有搏动的条索状物，或脐带脱出于外阴，即可确诊。

(四)治疗

1.脐带先露

经产妇，头先露、胎膜未破、宫缩良好者，可取头低臀高位，密切观察胎心率，等待胎头衔接，若宫口逐渐扩张，胎心持续良好，可经阴道分娩；初产妇，足先露或肩先露者，应行剖宫产术。

2.脐带脱垂

胎心正常、胎儿存活者，应争取尽快娩出胎儿。宫口开全，胎先露在＋2 及以下者，行产钳术，臀先露行臀牵引术；宫口未开全，产妇立即取头低臀高位，将胎先露部上推，同时使用宫缩抑制剂，以缓解脐带受压，严密监测胎心的同时，尽快行剖宫产术。

(五)预防

妊娠晚期或临产后，超声检查有助于尽早发现脐带先露。对有脐带脱垂危险因素者，尽量不作或少作肛查或阴道检查。人工破膜应避免在宫缩时进行，羊水过多者应在有准备的情况下采取高位破膜，使羊水缓慢流出。

二、脐带长度异常

脐带正常长度为 30～100cm，平均长度 55cm。脐带短于 30cm 称为脐带过短。妊娠期间脐带过短常无临床征象，临产后由于胎先露部下降，脐带被牵拉过紧，使胎儿血液循环受阻，胎儿缺氧，严重者可导致胎盘早剥。脐带过短还可使胎先露下降受阻，引起产程延长，尤其是第二产程。若临产后胎心率异常，疑有脐带过短，经吸氧，改变体位，胎心率仍无改善者，应尽快行剖宫产术结束分娩。

脐带长度超过 100cm 者，称为脐带过长。过长的脐带易造成脐带缠绕、打结、扭转等，导致胎儿宫内缺氧、生长受限等；分娩时影响产程，易发生脐带脱垂，导致死胎、死产等。

三、脐带缠绕

脐带围绕胎儿颈部、四肢或躯干者称为脐带缠绕。约 90％为脐带绕颈，又以绕颈 1 周者居多，占分娩总数的 20％左右。其发生原因和脐带过长，胎儿过小、羊水过多及胎动过频等有关。对胎儿的影响与脐带缠绕松紧、缠绕周数及脐带长短有关。

临床特点：

(一)胎先露部下降受阻

脐带缠绕使脐带相对变短，影响胎先露部入盆，可使产程延长或停滞。

(二)胎儿窘迫

当缠绕周数过多、过紧使脐带受到牵拉，或宫缩时脐带受压，致使胎儿血液循环受阻，胎儿缺氧。

(三)胎心率变异

胎心监护可见频繁的变异减速。

(四)脐带血流异常

彩色超声多普勒检查可在胎儿颈部周围显示环形脐带血流信号。

(五)胎儿皮肤压迹

超声检查可见脐带缠绕处的皮肤有明显的压迹，脐带缠绕1周者为U形压迹，其上方有短条样的脐血管横断面回声，其中可见小短光条。脐带缠绕2周者，皮肤压迹为W形，其上方有等号样的脐血管横断面回声。脐缠绕3周或3周以上，皮肤压迹为锯齿状，其上为一条衰减带状回声。当出现上述情况时，应高度警惕脐带缠绕，尤其当胎心监护出现异常，经吸氧，改变体位不能缓解时，应及时终止妊娠。若临产前超声已诊断脐带缠绕，在分娩过程中应加强监护，一旦出现胎儿窘迫，及时处理。

四、脐带打结

脐带打结分为假结和真结两种。脐带假结是指因脐血管较脐带长，血管卷曲似结，或脐静脉较脐动脉长，形成迂曲似结。假结一般不影响胎儿血液循环，对胎儿危害不大。脐带真结是由于脐带缠绕胎体，随后胎儿又穿过脐带套环而成真结。脐带真结较少见，未拉紧则无症状，拉紧后胎儿血液循环受阻，可引起胎儿宫内生长受限，过紧可致胎死宫内。多数在分娩后确诊。

五、脐带扭转

胎儿活动可使脐带顺其纵轴扭转呈螺旋状，生理性扭转可达6～11周。若脐带过度扭转呈绳索样，使胎儿血液循环缓慢，导致胎儿宫内缺氧。严重者脐带近胎儿脐轮部变细坏死，引起血管闭塞或血栓形成，胎儿因血液循环中断而致死亡。

六、脐带附着异常

脐带附着在胎盘边缘者，称为球拍状胎盘，一般不影响母体和胎儿，多在产后检查胎盘时发现；脐带附着在胎膜上，脐带血管如船帆的缆绳通过羊膜与绒毛膜之间进入胎盘，称为脐带帆状附着。胎膜上的血管跨过宫颈内口位于胎先露部前方，称为前置血管，阴道检查可触及有搏动的血管。脐血管裸露于宫腔内，如受到胎先露部压迫，易发生血运阻断，胎儿窘迫或死亡。胎膜破裂时，若前置血管发生破裂，胎儿血液外流，出血量达200～300mL，可导致胎儿死亡。临床表现为胎膜破裂时发生无痛性阴道流血，伴胎心率异常或消失，取流出的血液涂片检查，查到有核红细胞或幼红细胞并有胎儿血红蛋白，即可确诊。脐带帆状附着常伴有单脐动脉。

七、单脐动脉

正常脐带有两条脐动脉，一条脐静脉。如只有一条脐动脉，称为单脐动脉。单脐动脉不伴其他结构异常，胎儿预后良好。但单脐动脉的胎儿发生非整倍体及其他先天畸形的风险增高，如心血管畸形、中枢神经系统缺陷或泌尿生殖系统发育畸形等，产前诊断需排除。

脐带异常包括脐带过短、过长，缠绕、打结，扭转、脐带附着异常等。脐带过短易引起胎儿窘迫，甚至造成胎盘早剥；过长的脐带易造成脐带缠绕、打结及脱垂等。脐带真结及脐带过度扭转可影响胎儿血供致胎死宫内。超声检查可协助诊断脐带缠绕，同时应注意脐带和胎盘附着的关系，脐带帆状附着应警惕前置血管。脐带帆状附着常伴有单脐动脉，单脐动脉的胎儿长伴有先天畸形。

第七节　羊水量异常

羊水在妊娠过程中具有重要作用，为胎儿正常生长发育提供充足的空间，并且防止脐带受压。正常妊娠时羊水的产生与吸收处于动态平衡中，任何引起羊水产生与吸收失衡的因素均可造成羊水量异常。

一、羊水过多

妊娠期间，羊水量超过 2000mL 称为羊水过多。发生率为 0.5%～1%。如羊水量增加缓慢，称慢性羊水过多；若羊水在数日内迅速增多，压迫症状明显，称为急性羊水过多。

(一)病因

约 1/3 羊水过多病因不明，称为特发性羊水过多。但多数重度羊水过多可能与胎儿畸形及妊娠合并症等因素有关。

1.胎儿疾病

包括胎儿畸形、染色体或基因异常、胎儿肿瘤、胎儿代谢性疾病等 18%～40%羊水过多合并胎儿畸形，以神经管缺陷性疾病最常见，约占 50%，其中又以开放性神经管畸形多见。由于脑脊膜膨出裸露，脉络膜组织增生，渗出液增加，而中枢性吞咽障碍加上抗利尿激素缺乏等，致使羊水形成过多，回流减少，羊水过多；消化道畸形约占 25%，主要是胎儿食管、十二指肠闭锁等，由于胎儿吞咽羊水障碍，导致羊水积聚而引起羊水过多。其他还有腹壁缺陷、膈疝、先天性醛固酮增多症、遗传性假性低醛固酮症、胎儿纵隔肿瘤、胎儿脊柱畸胎瘤、先天性多囊肾等，均可造成羊水过多。18－三体、21－三体、13－三体胎儿可出现胎儿吞咽羊水障碍，引起羊水过多。

2.多胎妊娠

双胎妊娠合并羊水过多的发生率约为 10%，是单胎妊娠的 10 倍，以单绒毛膜双胎居多。单绒毛膜双羊膜囊双胎胎盘之间血管吻合率高达 85%～100%，易并发双胎输血综合征,受血儿循环血量增多、胎儿尿量增加,引起羊水过多。

3.妊娠期合并症

10%～25%羊水过多与孕妇血糖代谢异常有关,母体高血糖致胎儿血糖增高,产生渗透性利尿,并使胎盘胎膜渗出增加,导致羊水过多。母儿血型不合,可存在胎儿贫血,水肿、胶体渗透压降低,胎儿尿量增加,加之胎盘增大,导致羊水增多。

4.胎盘脐带病变

巨大胎盘,脐带帆状附着可导致羊水过多。当胎盘绒毛血管瘤直径大于1cm时,15%～30%合并羊水过多。

(二)对母儿影响

1.对母体的影响

羊水过多子宫张力增高,并发妊娠期高血压疾病的风险增加,是正常妊娠的3倍。由于子宫肌纤维伸展过度,宫缩乏力、产程延长及产后出血的发生率增加;并发胎膜早破、早产的可能性增加,突然破膜可使宫腔内压力骤然降低,导致胎盘早剥、休克。

2.对胎儿的影响

胎位异常,脐带脱垂,胎儿窘迫及早产增多,加上羊水过多常合并胎儿畸形,故羊水过多者围生儿病死率明显增高。

(三)诊断

1.临床表现

(1)急性羊水过多:较少见。多在妊娠20～24周发病,羊水骤然增多,数日内子宫明显增大。患者自觉腹部胀痛,腰酸、行动不便,因横膈抬高引起呼吸困难,甚至发绀,不能平卧。检查可见腹部高度膨隆,皮肤张力大,变薄,皮下静脉清晰可见。巨大子宫压迫下腔静脉,静脉回流受阻,出现下肢和外阴部静脉曲张及水肿,压迫双侧输尿管,孕妇尿量减少,甚至无尿;子宫大于妊娠月份,张力大,胎位检查不清、胎心音遥远或不清。

(2)慢性羊水过多:较多见。常发生在妊娠晚期。羊水在数周内缓慢增多,压迫症状较轻,孕妇无明显不适,仅感腹部增大较快。检查见子宫大小超过妊娠月份,腹壁皮肤发亮,触诊时感觉子宫张力大,液体震颤感明显,胎位不清、胎心音遥远。

2.辅助检查

(1)超声检查:重要的辅助检查方法。超声不但可以诊断羊水过多,还可以了解胎儿情况,发现胎儿畸形。超声诊断羊水过多的标准,目前在临床应用的有两种:

1)羊水指数(AFI):以脐为中心分为四个象限,各象限最大羊水暗区垂直径之和为羊水指数。AFT≥25cm诊断为羊水过多。

2)最大羊水暗区的垂直深度(MVP或AFV):≥8cm诊断为羊水过多。

(2)胎儿疾病检查:可行羊水细胞培养或采集胎儿血细胞培养作染色体核型分析,排除胎儿染色体异常;羊膜腔穿刺行羊水生化检查,若为胎儿开放性神经管畸形及消化道畸形,羊水中:AFP明显增高,超过同期正常妊娠平均值加3个标准差以上有助于诊断;同时可行PCR检查了解是否感染细小病毒、巨细胞病毒、弓形虫,梅毒等。

(3)其他检查:羊水过多尤其慢性羊水过多者,应行糖耐量试验排除糖尿病;怀疑血型不合;者可检测母体抗体滴度。

(四)处理

主要根据胎儿有无畸形、孕周、羊水过多的严重程度而定。

1.羊水过多合并胎儿畸形

一旦确诊胎儿畸形、染色体异常,应及时终止妊娠。终止妊娠的方法根据具体情况选择:

(1)人工破膜引产:宫颈评分大于7分者,破膜后多能自然临产。若12小时后仍未临产,可静脉滴注缩宫素诱发宫缩。破膜时需注意:

1)高位破膜:自宫口沿颈管与胎膜之间向上15cm刺破胎膜,让羊水缓慢流出,避免宫腔内压力突然降低而引起胎盘早剥。

2)羊水流出后腹部置沙袋维持腹压,以防休克。

3)严密监测孕妇血压,心率,注意阴道流血及宫高变化。

(2)经腹羊膜腔穿刺放出适量羊水后,注入依沙吖啶引产。

2.羊水过多合并正常胎儿

尽可能寻找病因,积极针对病因治疗,如糖尿病,妊娠期高血压疾病等母体疾病。

(1)期待疗法:羊水量多而自觉症状轻微,胎肺不成熟者,可严密观察,适当减少孕妇饮水量,注意休息,侧卧位以改善子宫胎盘循环,尽量延长孕周。每周复查超声了解羊水指数及胎儿生长情况。

(2)前列腺素合成酶抑制剂治疗;常用吲哚美辛,2.2～2.4mg(kg·d),分3次口服。其作用机制是通过增加近曲小管的重吸收而减少胎儿尿液生成,进而使羊水减少。吲哚美辛可使动脉导管提前关闭,限于32周以前,且不宜长时间应用。用药24小时后即行胎儿超声心动图检查,此后每周1次,同时超声密切随访羊水量,每周2次,发现羊水量明显减少或动脉导管狭窄,立即停药。

(3)羊膜穿刺:压迫症状严重而胎肺不成熟者,可考虑经腹羊膜穿刺放液,以缓解症状,延长孕周。放液时需注意:超声监测下避开胎盘部位穿刺;放羊水速度不宜过快,每小时约500mL,一次放液总量不超过1500mL,以孕妇症状缓解为度;密切注意孕妇血压、心率、呼吸变化,监测胎心,警惕胎盘早剥,预防早产;严格消毒,防止感染;必要时3～4周后重复放液以降低宫腔内压力。

(4)分娩期处理:羊水量反复增长,压迫症状严重,胎肺已成熟者,可终止妊娠;胎肺未成熟者,促胎肺成熟后引产。人工破膜除前述注意事项外,还应注意防止脐带脱垂。若破膜后宫缩乏力,可静脉滴注缩宫素加强宫缩,密切观察产程进展。胎儿娩出后应及时应用宫缩剂,预防产后出血。

二、羊水过少

妊娠晚期羊水量少于300mL称为羊水过少。发生率为0.4%～4%。羊水过少与不良围生儿结局存在密切的相关性,严重羊水过少者围生儿病死率高达133‰。

(一)病因

主要与羊水产生减少或外漏增加有关,部分羊水过少原因不明。常见原因如下:

1.胎儿畸形

以胎儿泌尿系统畸形为主,如先天性肾阙如、肾小管发育不全,尿路梗阻等,因胎儿无尿液生成或生成的尿液不能排入羊膜腔而致羊水过少。另外,染色体异常、法洛四联征,水囊状淋巴管瘤、小头畸形、甲状腺功能减退等也可引起羊水过少。

2.胎盘功能不良

过期妊娠、胎儿生长受限、妊娠期高血压疾病等均存在胎盘功能减退,胎儿宫内缺氧,血液重新分布,肾动脉血流量减少,胎儿尿生成减少,导致羊水过少。

3.胎膜病变

胎膜早破,羊水外漏速度大于再产生速度,导致继发性羊水过少。宫内感染、炎症等引起羊膜通透性改变,与某些原因不明的羊水过少有关。

4.母体因素孕

妇脱水、血容量不足、血浆渗透压增高等,可使胎儿血浆渗透压相应增高,胎盘吸收羊水增加,同时胎儿肾小管重吸收水分增加,尿形成减少。此外孕妇应用某些药物如吲哚美辛、血管紧张素转换酶抑制剂等亦可引起羊水过少。

(二)对母儿影响

1.对胎儿的影响

羊水过少是胎儿危险的重要信号,围生儿发病率和病死率明显增高。与正常妊娠相比,羊水过少围生儿病死率增高 13～47 倍。妊娠早中期发生的羊水过少与胎儿畸形常互为因果。Potter 综合征(胎肺发育不良、扁平鼻、耳大位置低、肾及输尿管不发育以及铲形手,弓形腿等)可致羊水过少,而羊水过少又可导致胎体粘连、骨骼发育畸形、肺发育不全等,围生儿预后差。妊娠晚期羊水过少,常为胎盘功能不良及慢性胎儿宫内缺氧所致,羊水过少又可引起脐带受压,加重胎儿缺氧。

2.对孕妇的影响

手术分娩率和引产率均增加。

(三)诊断

1.临床表现

羊水过少的临床表现多不典型。胎盘功能不良者常有胎动减少;胎膜早破者有阴道流液。腹部检查:宫高、腹围较同期孕周小,尤以胎儿宫内生长受限者明显,有子宫紧裹胎儿感。子宫敏感,易激惹,临产后易发生宫缩不协调,阴道检查时发现前羊膜囊不明显,胎膜与胎儿先露部紧贴,人工破膜时羊水流出少。

2.辅助检查

(1)超声检查:是羊水过少的主要辅助诊断方法。妊娠晚期最大羊水暗区的垂直深度(MVP)≤2cm 为羊水过少,MVP≤1cm 为严重羊水过少;或羊水指数(AFI)≤5cm 诊断为羊水过少。超声发现羊水过少时,应排除胎儿畸形。超声检查对先天性肾阙如,尿路梗阻,胎儿生长受限等有较高的诊断价值。

(2)羊水直接测量:破膜时以容器置于外阴收集羊水,或剖宫产时收集羊水直接测量。

(3)胎儿染色体检查:需排除胎儿染色体异常时可做羊水细胞培养,或采集胎儿血细胞培养,作染色体核型分析、荧光定量 PCR 快速诊断等。

(4)其他检查:妊娠晚期发现羊水过少,应结合胎儿生物物理评分,胎心监护等,评价胎儿宫内状况,及早发现胎儿宫内缺氧。

(四)处理

根据胎儿有无畸形和孕周大小选择治疗方案。

1.羊水过少合并胎儿畸形

已确诊胎儿畸形者尽早引产。

2.羊水过少合并正常胎儿

(1)妊娠期羊水过少

1)一般处理:寻找与去除病因。嘱孕妇计数胎动,增加补液,每天 2～4 小时饮水 2～4L。

2)增加羊水量期待治疗:孕周小,胎肺不成熟,可行经腹羊膜腔内灌注增加羊水量,延长孕周。妊娠期经腹羊膜腔灌注的主要目的:改善母儿预后,预防胎肺发育不良;提高超声扫描清晰度,有利于胎儿畸形的诊断。术后应用宫缩抑制剂预防流产或早产。羊膜腔内灌注并不能治疗羊水过少本身,且存在一定的风险,不推荐作为常规治疗方法。

3)加强监护:羊水过少期待治疗过程中对胎儿宫内情况的评估和监护是关键。超声随访每周 2 次,动态监测羊水量及脐动脉血流 S/D 值,每周 1 次评估胎儿生长发育情况。28 周以后,每周至少进行 2 次胎心监护。

(2)分娩期羊水过少:对妊娠已达 36 周,胎肺已成熟者,应终止妊娠。分娩方式根据胎儿宫内状况而定。对胎儿贮备力尚好,宫颈成熟者,可在密切监护下行缩宫素滴注引产,临产后连续监测胎心变化,尽早行人工破膜以观察羊水性状及量,一旦出现胎儿窘迫征象,及时剖宫产。

分娩时羊水过少易发生脐带受压,美国妇产科学会指出分娩期可选择羊膜腔内灌注治疗反复出现的变异减速及延迟减速,包括经腹和经阴道羊膜腔灌注术。

适当的羊水量具有保护胎儿和母体的作用,羊水量异常,可影响母儿安危。羊水量异常包括羊水过多和羊水过少,与胎儿畸形及妊娠合并症或并发症有关。羊水过多,母儿并发症明显增加;羊水过少是胎儿危险的重要信号。超声检查是诊断羊水量异常及排除胎儿畸形的主要辅助检查方法,羊水 AFP 的测定可协助诊断开放性神经管畸形。羊水量异常的处理主要根据胎儿有无畸形、孕周、胎盘功能及孕妇的状况而定。

第五章　胎儿异常与多胎妊娠

第一节　巨大儿

巨大胎儿的诊断标准并没有在国际上获得统一的共识，欧美国家的定义为胎儿体重达到或超过 4500g，我国定义为胎儿体重达到或超过 4000g。近年因营养过剩而致巨大胎儿的发生率明显上升，20 世纪 90 年代巨大胎儿的发生率比 20 世纪 70 年代增加一倍。国内发生率约 7%，国外发生率为 15.1%，男胎多于女胎。巨大胎儿手术产率及病死率均较正常胎儿明显增高，当产力、产道、胎位均正常时，常因胎儿过大导致头盆不称而发生分娩困难，如肩难产。

一、高危因素

糖尿病；营养与孕妇体重；过期妊娠；经产妇；父母身材高大；高龄产妇；有巨大胎儿分娩史；种族的不同。

二、对母儿影响

(一)对母体的影响

1.难产

巨大儿头盆不称发生率明显增加，临产后胎头不易入盆，往往阻隔在骨盆入口之上，可致第一产程延长。胎头下降缓慢，易造成第二产程延长；巨大儿双肩径大于双顶径，若经阴道分娩，主要危险是肩难产，其发生率与胎儿体重成正比。肩难产处理不当可发生严重的阴道损伤和会阴裂伤甚至子宫破裂；产后可因分娩时盆底组织过度伸长或裂伤，发生子宫脱垂及阴道前后壁膨出。胎先露长时间压迫产道，容易发生尿瘘或粪瘘。手术产增加。

2.产后出血及感染

子宫过度扩张、子宫收缩乏力、产程延长，易导致产后出血。

(二)对胎儿的影响

巨大胎儿难以通过正常产道，手术助产机会增加，可引起颅内出血、锁骨骨折、臂丛神经损伤及麻痹，严重时甚至死亡。

新生儿并发症增加，新生儿低血糖、新生儿窒息发生率增加。

三、诊断

目前尚没有方法准确预测胎儿体重，通过病史，临床表现及辅助检查可以初步判断，但巨大胎儿待出生后方能确诊。

(一)病史及临床表现

孕妇多存在高危因素，如孕妇肥胖或身材高大，合并糖尿病，有巨大胎儿分娩史或为过期妊娠。孕期体重增加迅速，常在孕晚期出现呼吸困难，腹部沉重及两肋部胀痛等症状。

(二)腹部检查

腹部明显膨隆，宫高＞35cm。触诊胎体大，先露部高浮，若为头先露，多数胎头跨耻征为阳性。听诊时胎心清晰，但位置较高。若宫高(cm)＋腹围(cm)≥140cm，巨大儿的可能性较大。

(三)超声检查

利用超声测量胎儿双顶径、股骨长，腹围及头围等各项生物指标，可监测胎儿的生长发育情况。超声预测胎儿体重(EFW)，对较小的胎儿和早产儿有一定的准确性，但对于巨大胎儿的预测有一定的难度，目前没有证据支持哪种预测方法更有效。巨大胎儿的胎头双顶径往往会大于10cm，此时需进一步测量胎儿腹围，若介于35～40cm，是非常有意义用来预测巨大儿的单项超声指标，其次需要测量胎儿肩径及胸径，当肩径及胸径大于头径者，需警惕肩难产的发生。

四、处理

(一)妊娠期

详细询问病史，定期作孕期检查及营养指导，对既往有巨大胎儿分娩史或妊娠期疑为巨大胎儿者，应监测血糖，排除糖尿病。若确诊为糖尿病，则应积极治疗，控制血糖。并于足月后，根据胎盘功能及糖尿病控制情况等综合评估，决定终止妊娠时机。

(二)分娩期

根据宫高，腹围，超声检查，尽可能准确推算胎儿体重，并结合骨盆测量决定分娩方式。

1.剖宫产

非糖尿病孕妇的胎儿估计体重≥4500g，糖尿病孕妇的胎儿估计体重≥4000g，建议剖宫产终止妊娠。

2.经阴道分娩

对于估计胎儿体重≥4000g，＜4500g而无糖尿病者，可阴道试产，但需放宽剖宫产指征。产时应充分评估，必要时产钳助产，同时做好处理肩难产的准备工作。分娩后应行宫颈及阴道检查，了解有无软产道损伤，并预防产后出血。

3.预防性引产

对妊娠期发现巨大胎儿可疑者，目前的证据并不支持进行预防性引产。因为预防性引产并不能改善围生儿结局，不能降低肩难产率，且反而可能增加剖宫产率。

4.新生儿处理

预防新生儿低血糖，应在生后30分钟监测血糖。于出生后1～2小时开始喂糖水，早开奶。轻度低血糖者口服葡萄糖纠正，严重者静脉输注。新生儿易发生低钙血症，应补充钙剂，多用10%葡萄糖酸钙1mL/kg加入葡萄糖液中静脉滴注。

五、肩难产

凡胎头娩出后，胎儿前肩被嵌顿在耻骨联合上方，用常规助产方法不能娩出胎儿双肩，称为肩难产。其发生率因胎儿体重而异，胎儿体重2500～4000g时发生率为0.3%～1%，

4000～4500g时发生率为3%～12%，≥4500g为8.4%～14.6%。超过50%的肩难产发生于正常体重的新生儿，且事先无法预测。

（一）高危因素

产前高危因素：巨大胎儿；既往肩难产病史；妊娠糖尿病；过期妊娠；孕妇骨盆解剖结构异常。产时需要警惕的因素有：第一产程活跃期延长；第二产程延长伴“乌龟征”（胎头娩出后未发生外旋转而又回缩至阴道）；使用胎头吸引器或产钳助产。

（二）对母儿影响

1.对母体影响

（1）产后出血和会阴裂伤最常见，会阴裂伤主要指切开延裂或会阴Ⅲ度及Ⅳ度裂伤。

（2）其他并发症包括阴道裂伤、宫颈裂伤、膀胱麻痹、子宫破裂、生殖道瘘和产褥感染等严重并发症。

2.对胎儿及新生儿的影响

（1）臂丛神经损伤：臂丛神经损伤最常见，发生率为7%～20%，其中2/3为Ducherme－Erb麻痹，由第5、6颈神经根受损引起。多数为一过性损伤，88%的患儿于12个月内痊愈，永久性损伤仅占1%～2%。目前的证据支持：大多数臂丛神经损伤并不是由于助产士造成的，肩难产时产妇的内在力量对胎儿不均称的推力可能是造成损伤的原因，胎儿在宫内的体位也可能是原因之一。

（2）其他并发症：包括锁骨骨折，股骨骨折，胎儿窘迫，新生儿窒息，严重时可导致颅内出血、神经系统异常，甚至死亡。

（三）诊断

当较大胎头娩出后，胎颈回缩，使胎儿颜部紧压会阴，胎肩娩出受阻，除外胎儿畸形，即可诊断为肩难产。

（四）处理

一旦诊断肩难产，立即请求援助，指导产妇暂时停止屏气用力，进行会阴侧切或加大切口，做好新生儿复苏抢救准备。缩短胎头胎肩娩出的间隔，是新生儿能否存活的关键。

1.请求援助和会阴切开

立即召集有经验的产科医生、麻醉师、助产士和儿科医师到场援助。进行会阴切开或加大切口，为助产士或医生的手在阴道内操作提供空间。

2.屈大腿法（McRoberts法）

让产妇双腿极度屈曲贴近腹部，双手抱膝，减小骨盆倾斜度，使腰骶部前凹变直，骶骨位置相对后移，骶尾关节稍增宽，使嵌顿在耻骨联合上方的前肩自然松解，同时适当用力向下牵引胎头而娩出前肩。

3.压前肩法

助手在产妇耻骨联合上方触到胎儿前肩部位并向后下加压，使双肩径缩小，同时助产者牵拉胎头，两者相互配合持续加压与牵引，注意不能用暴力。

经过以上操作方法，超过50%的肩难产得以成功解决。

4.旋肩法(Woods 法)

助产者以示,中指伸入阴道紧贴胎儿后肩的背面,将后肩向侧上旋转,助手协助将胎头同方向旋转,当后肩逐渐旋转至前肩位置时娩出。操作时胎背在母体右侧用左手,胎背在母体左侧用右手。

5.牵后臂娩后肩法

助产者的手沿骶骨伸入阴道,握住胎儿后上肢,使其肘关节屈曲于胸前,以洗脸的方式娩出后臂,从而协助后肩娩出。切忌抓胎儿的上臂,以免肱骨骨折。

6.四肢着地

法在使用以上操作方法时,也可考虑使用此方法,患者翻转至双手和双膝着地,重力作用或这种方法产生的骨盆径线的改变可能会解除胎肩嵌塞状态。

当以上方法均无效时,最后才可以使用对母亲和胎儿创伤性比较大的一些方法包括胎头复位法(Zavanelli 法)耻骨联合切开、断锁骨法。

(五)预测及预防

由于肩难产对母婴危害较大,故预测及预防极为重要。

临产前应根据宫高、腹围、先露高低,腹壁脂肪厚薄、羊水多少等正确推算胎儿体重。估计胎儿体重≥4500g,骨盆测量为中等大小,发生肩难产的可能性大,应行剖宫产结束分娩。

超声正确测量胎头双顶径,胸径及双肩径,胎儿胸径大于胎头双顶径 1.6cm 者有发生肩难产的可能。超声检查还应注意胎儿有无畸形,如联体双胎,胎儿颈部有无肿瘤等。

凡产程延长,尤其是活跃期及第二产程延长者,应警惕发生肩难产,必要时行剖宫产。

骨盆狭窄、扁平骨盆应警惕肩难产的发生,适时剖宫产终止妊娠。骨盆倾斜度过大及耻骨弓过低的高危产妇,分娩时应让其采用屈曲大腿或垫高臀部的姿势,以预防肩难产的发生。

常规助产时胎头娩出后,切勿急于协助进行复位和外旋转,应让胎头自然复位及外旋转,并继续指导产妇屏气,使胎肩同时自然下降。当胎头完成外旋转后,胎儿双肩径应与骨盆出口前后径相一致,此时方可轻轻按压胎头协助胎儿前肩娩出,后肩进入骶凹处,顺利娩出双肩。

巨大儿的发生率逐年增加,原因主要为营养过剩、合并糖尿病及遗传因素。对母体和胎儿的影响主要为:难产、产后出血及感染;胎儿颅内出血、锁骨骨折,臂丛神经损伤。治疗包括营养指导,及早发现并治疗糖尿病,并根据胎儿成熟度、胎盘情况及血糖控制情况,适时终止妊娠。对非糖尿病孕妇胎儿体重估计≥4500g 或糖尿病孕妇胎儿体重估计>4000g,即使骨盆正常,也建议剖宫产终止妊娠。应预防肩难产、产后出血以及新生儿低血糖。

第二节　胎儿生长受限

胎儿生长发育是指细胞、组织、器官分化完善与功能成熟的连续过程。小于孕龄儿(SGA)指出生体重低于同胎龄应有体重第10百分位数以下或低于其平均体重2个标准差的新生儿。该类胎儿的新生儿病死率增高,故引起了产科和儿科医生的高度重视。但并非所有的出生体重小于同孕龄体重第10百分位数者均为病理性的生长受限,25%~60%的SGA是因为种族、产次或父母身高体重等因素而造成的“健康小样儿”。这部分胎儿除了体重及体格发育较小外,各器官无功能障碍,无宫内缺氧表现。

可将SGA分为三种情况:正常的SGA:即胎儿结构及多普勒血流评估均未发现异常;异常的SGA:存在结构异常或者遗传性疾病的胎儿;胎儿生长受限(FGR):指无法达到其应有生长潜力的SGA。严重的FGR被定义为胎儿的体重小于第3百分位数,同时伴有多普勒血流的异常。低出生体重儿被定义为胎儿分娩时的体重小于2500g。

一、病因

影响胎儿生长的因素复杂,约40%患者病因尚不明确。主要危险因素有以下几种。

(一)母体因素

最常见,占50%~60%。

1.营养因素

孕妇偏食,妊娠剧吐以及摄入蛋白质、维生素及微量元素不足,胎儿出生体重与母体血糖水平呈正相关。

2.妊娠并发症与合并症

并发症如妊娠期高血压疾病、多胎妊娠、妊娠期肝内胆汁淤积症等,合并症如心脏病、慢性高血压、肾炎、贫血,抗磷脂抗体综合征等,均可使胎盘血流量减少,灌注下降。

3.其他

孕妇年龄、地区、体重、身高、经济状况、子宫发育畸形、吸烟、吸毒、酗酒、宫内感染、母体接触放射线或有毒物质等。

(二)胎儿因素

研究证实,生长激素、胰岛素样生长因子、瘦素等调节胎儿生长的物质在脐血中降低,可能会影响胎儿内分泌和代谢。胎儿基因或染色体异常,先天发育异常时,也常伴有胎儿生长受限。

(三)胎盘及脐带因素

胎盘各种病变导致子宫胎盘血流量减少,胎儿血供不足。脐带因素脐带过长,脐带过细(尤其近脐带根部过细)、脐带扭转、脐带打结,脐带边缘或帆状插入等。

二、分类及临床表现

胎儿发育分三阶段。第一阶段(妊娠17周之前):主要是细胞增生,所有器官的细胞数目均增加。第二阶段(妊娠17～32周):细胞继续增生但速率下降,细胞体积开始增大。第三阶段(妊娠32周之后):细胞增生肥大为其主要特征,胎儿突出表现为糖原和脂肪沉积。胎儿生长受限根据其发生时间、胎儿体重以及病因分为3类:

(一)内因性均称型FGR属于原发性胎儿生长受限

一般发生在胎儿发育的第一阶段,因胎儿在体重,头围和身长三方面均受限,头围与腹围均小,故称均称型。其病因包括基因或染色体异常、病毒感染、接触放射性物质及其他有毒物质。

特点:体重、身长,头径相称,但均小于该孕龄正常值。外表无营养不良表现,器官分化或成熟度与孕龄相符,但各器官的细胞数量均减少,脑重量轻,神经元功能不全和髓鞘形成迟缓;胎盘小,但组织无异常。胎儿无缺氧表现。胎儿出生缺陷发生率高,围生儿病死率高,预后不良。产后新生儿脑神经发育障碍,智力障碍的发生率比较高。

(二)外因性不均称型FGR属于继发性胎儿生长受限

胚胎早期发育正常,至孕中晚期才受到有害因素影响,如合并妊娠期高血压疾病等所致的慢性胎盘功能不全。

特点:新生儿外表呈营养不良或过熟儿状态,发育不均称,身长,头径与孕龄相符而体重偏低。胎儿常有宫内慢性缺氧及代谢障碍,各器官细胞数量正常,但细胞体积缩小,以肝脏为著。胎盘体积正常,但功能下降,伴有缺血缺氧的病理改变,常有梗死,钙化,胎膜黄染等,加重胎儿宫内缺氧,使胎儿在分娩期对缺氧的耐受力下降,导致新生儿脑神经受损。新生儿在出生后躯体发育正常,容易发生低血糖。

(三)外因性均称型FGR为上述两型的混合型

其病因有母儿双方因素,多系缺乏重要生长因素,如叶酸、氨基酸、微量元素或有害药物影响所致。在整个妊娠期间均产生影响。

特点:新生儿身长,体重、头径均小于该孕龄正常值,外表有营养不良表现。各器官细胞数目减少,导致器官体积均缩小,肝脾严重受累,脑细胞数也明显减少。胎盘小,外观正常。胎儿少有宫内缺氧,但存在代谢不良。新生儿的生长与智力发育常常受到影响。

上述的分类方法有助于病因学的诊断,但对于胎儿预后结局的改善和临床治疗的评估并无明显帮助,许多的FGR胎儿并不适合这种分类而且难以划分。不均称型FGR可表现为胎儿的腹围相对于其他生长测量指标更为落后,通常情况下与胎盘疾病,母体疾病相关。均称型FGR的胎儿生长测量的各条径线均落后于正常值,需要考虑的病因有,孕龄的评估是否正确,非整倍体,遗传方面的疾病,药物毒物的接触史。这种均称型FGR的胎儿有时很难和健康的SGA区别。

三、诊断

孕期准确诊断FGR并不容易,往往需要在分娩后才能确诊。密切关注胎儿发育情况是提高FGR诊断率及准确率的关键。没有高危因素的孕妇应在孕早期明确孕周,准确的判断胎龄,并通过孕妇体重和宫高的变化,初步筛查出FGR,进一步经超声检查确诊。有高危因素的孕妇还需从孕早期开始定期行超声检查,根据各项衡量胎儿生长发育指标及其动态情况，结合子宫胎盘的灌注情况及孕妇的产前检查表现，尽早诊断 FGR。

(一)临床指标

测量子宫长度、腹围、体重，推测胎儿大小，简单易行，用于低危人群的筛查。

宫高、腹围值连续 3 周测量均在第 10 百分位数以下者，为筛选 FGR 指标，预测准确率达 85%以上；计算胎儿发育指数：胎儿发育指数＝宫高(cm)－3×(月份＋1)，指数在－3 和＋3 之间为正常，小于－3 提示可能为 FGR；在孕晚期，孕妇每周增加体重 0.5kg，若体重增长停滞或增长缓慢时，可能为 FGR。

(二)辅助检查

1.超声胎儿生长测量

(1)测头围与腹围比值(HC/AC)：胎儿头围在孕 28 周后生长减慢，而胎儿体重仍按原速度增长，故只测头围不能准确反映胎儿生长发育的动态变化，应同时测量胎儿腹围和头围(HC/AC)，比值小于正常同孕周平均值的第 10 百分位数，即应考虑可能为 FGR，有助于估算不均称型 FGR。

(2)测量胎儿双顶径(BPD)：正常孕妇孕早期每周平均增长 3.6～4.0mm，孕中期2.4～2.8mm，孕晚期 2.0mm。如超声动态监测双顶径时发现每周增长＜2.0mm，或每 3 周增长＜4.0mm，或每 4 周增长＜6.0mm，于妊娠晚期双顶径每周增长＜1.7mm，均应考虑有 FGR 的可能。

(3)羊水量与胎盘成熟度：多数 FGR 出现羊水偏少，胎盘老化的超声图像。

2.彩色多普勒超声检查

脐动脉舒张期血流缺失或倒置对诊断 FGR 意义大。妊娠晚期脐动脉 S/D 比值通常≤3 为正常值，脐血 S/D 比值升高时，也应考虑有 FGR 的可能。测量子宫动脉的血流(PI 及是否存在切迹)可以评估是否存在胎盘灌注不良可能，从而预测 FGR 的发生。

3.抗心磷脂抗体(ACA)的测定

近年来，有关自身抗体与不良妊娠的关系已越来越多被人们所关注，研究表明，抗心磷脂抗体(ACA)与 FGR 的发生有关。

四、处理

(一)寻找病因

临床怀疑 FGR 的孕妇，应尽可能找出可能的致病原因，如极早发现妊娠期高血压疾病，行 TORCH 感染检查、抗磷脂抗体测定，超声检查排除胎儿先天畸形，必要时行胎儿染色体检查。

(二)妊娠期治疗

治疗越早，效果越好，孕 32 周前开始疗效佳，孕 36 周后疗效差。FGR 的治疗原则是：积极寻找病因，补充营养，改善胎盘循环，加强胎儿监测，适时终止妊娠。常见的改善胎盘循环及补充营养的方法有静脉营养等，但治疗效果欠佳。

1.一般治疗

均衡膳食，吸氧，这种方法在均称性 FGR 妊娠孕妇中未得到证实。尽管如此，许多医生建议一种改良式的休息方式即左侧卧位，增加母体心排出量的同时可能会使胎盘血流达到最大量。

2.母体静脉营养

氨基酸是胎儿蛋白质合成的主要来源，为胎儿生长发育的物质基础，以主动运输方式通过胎盘到达胎儿；能量合剂有助于氨基酸的主动转运；葡萄糖是胎儿热能的来源。故理论上给予母体补充氨基酸，能量合剂及葡萄糖有利于胎儿生长。但临床单纯应用母体静脉营养的治疗效果并不理想。可能的原因是：真正营养缺乏造成的FGR很少；在胎儿生长受限时，胎盘功能减退，胎盘绒毛内血管床减少，间质纤维增加，出现绒毛间血栓，胎盘梗死等一系列胎盘老化现象，子宫一胎盘供血不足，导致物质转换能力下降。

3.药物治疗

B一肾上腺素激动剂能舒张血管、松弛子宫，改善子宫胎盘血流，促进胎儿生长发育，硫酸镁能恢复胎盘正常的血流灌注。丹参能促进细胞代谢、改善微循环、降低毛细血管通透性，有利于维持胎盘功能。低分子肝素，阿司匹林用于抗磷脂抗体综合征引起FGR者有效。预计34周前分娩的生长受限胎儿应该注射糖皮质激素，以促胎肺成熟。

(三)胎儿健康情况监测

可以进行无应激试验(NST)、胎儿生物物理评分、胎儿血流监测如脐动脉彩色多普勒，大脑中动脉血流，静脉导管血流等。脐血流的舒张期缺失，倒置和静脉导管的反向A波提示了较高的围生儿发病率与病死率。胎儿的多普勒血流改变往往早于胎心电子监护或生物物理评分。

(四)产科处理

1.继续妊娠指征

胎儿状况良好，胎盘功能正常，妊娠未足月、孕妇无合并症及并发症者，可以在密切监护下妊娠至足月，但不应超过预产期。

2.终止妊娠指征

治疗后FGR无改善，胎儿停止生长3周以上；胎盘提前老化，伴有羊水过少等胎盘功能低下表现；NST、胎儿生物物理评分及胎儿血流测定等提示胎儿缺氧；妊娠合并症、并发症病情加重，妊娠继续将危害母婴健康或生命者，均应尽快终止妊娠，一般在孕34周左右考虑终止妊娠，如孕周未达34周者，应促胎肺成熟后再终止妊娠。

3.分娩方式选择

FGR胎儿对缺氧耐受力差，胎儿胎盘贮备不足，难以耐受分娩过程中子宫收缩时的缺氧状态，应适当放宽剖宫产指征。

(1)阴道产：胎儿情况良好，胎盘功能正常，胎儿成熟，Bishop宫颈成熟度评分≥7分，羊水量及胎位正常，无其他禁忌者，可经阴道分娩；若胎儿难以存活，无剖宫产指征时予以引产。

(2)剖宫产：胎儿病情危重，产道条件欠佳，阴道分娩对胎儿不利，应行剖宫产结束分娩。

五、预后

FGR的近期及远期并发症发病率均较高。近期并发症主要有新生儿窒息,低体温、低血糖、红细胞增多症等;远期并发症主要有脑瘫,智力障碍、行为异常,神经系统障碍;成年后高血压、冠心病、糖尿病等心血管疾病及代谢性疾病的发病率较高,约为正常儿的2倍。

小于孕龄儿(SGA)指出生体重低于同胎龄应有体重第10百分位数以下或低于其平均体重2个标准差的新生儿。胎儿生长受限(FGR)指无法达到其应有生长潜力的SGA。胎儿生长发育受限病因复杂。治疗的关键取决于病因,鉴别潜在的疾病是进行适当处理的必要步骤。由非整倍体,遗传综合征、病毒感染等原因导致的生长受限的结局无法通过产科治疗而改变。另外,子宫胎盘功能不良也是胎儿生长受限的潜在病因,常规宫内治疗效果并不确切。

第三节　胎儿畸形

胎儿先天畸形是指由于内在的异常发育而引起的器官或身体某部位的形态学缺陷,又称为出生缺陷。人类具有较高的出生缺陷率,国外报道的发病率约15‰,国内报道的发病率约为13.7‰,出生缺陷发生顺序依次为:无脑儿、脑积水、开放性脊柱裂、脑脊膜膨出、唇裂、腭裂、先天性心脏病、21－三体综合征、腹裂及脑膨出。

一、病因

导致胎儿畸形的因素主要有3类:

(一)遗传因素

染色体数目或结构异常均可导致胎儿畸形。

(二)环境因素

包括感染、药物、化学物质、毒品等环境中可接触的物质。环境因素致畸与其剂量一效应,临界作用以及个体敏感性、吸收、代谢、胎盘转运、接触程度等有关。

(三)综合因素

多基因遗传加之环境因素常可导致先天性心脏病、神经管缺陷,唇裂、腭裂及幽门梗阻等胎儿畸形。

在环境因素导致的胎儿畸形中,不同时期暴露结局不尽相同。这是因为胎儿发育分为胚细胞阶段,胚胎阶段及胎儿阶段,而各阶段对环境致畸因素作用的敏感性不同。胚细胞阶段相对不敏感,致畸因素作用后可致胚细胞死亡,流产;胚胎阶段最敏感,致畸因素作用后可导致胎儿结构发育异常;胎儿阶段致畸因素作用后仅表现为细胞生长异常或死亡,极少发生胎儿结构畸形。

二、常见胎儿畸形

(一)开放性神经管缺陷

由综合因素所致,致畸因素作用于胚胎阶段早期,导致神经管关闭缺陷。各地区的发病率差异较大，我国北方地区可高达6‰～7‰，占胎儿畸形总数的40%～50%，而南方地区的发病率仅为1%左右。神经管缺陷中最为常见的是无脑儿，脊椎裂、露脑和颅脊椎裂。孕前补充叶酸后可明显降低发病率，宜孕前3月开始干预。

1.无脑儿

颅骨与脑组织缺失，偶见脑组织残基；常伴肾上腺发育不良及羊水过多。约75%在产程中死亡，其他则于产后数小时或数日死亡。腹部检查胎儿多为臀位或颜面位，胎头偏小。若为头先露时，阴道检查可能触及凹凸不平的颅底部，切勿误为正常胎儿的臀部。超声检查颅骨不显像，孕中期血清甲胎蛋白(AFP)升高。无脑儿外观颅骨缺失，双眼暴突、颈短。

无脑儿为致死性畸形，无论在妊娠的哪个时期，一经确诊，应尽早引产。阴道分娩多无困难，必要时可行毁胎术。

无脑儿为致死性畸形，无论在妊娠的哪个时期，一经确诊，应尽早引产。阴道分娩多无困难，必要时可行毁胎术。

2.脊柱裂

部分椎管未完全闭合，其缺损多在后侧。隐性脊柱裂即腰骶部脊椎管缺损，表面有皮肤覆盖，脊髓和脊神经正常，无神经症状；如有椎骨缺损致脊髓、脊膜突出，表面皮肤包裹呈囊状，称脊髓脊膜膨出，常有神经症状。中孕期间孕妇AFP检测有助于筛查发现高危人群，超声检查可发现部分脊柱两行强回声的间距变宽、脊柱短小，不连续、不规则或有不规则囊性物膨出。脊柱裂的预后变化很大，应根据发现孕周、严重程度、孕妇和家属的意愿决定是否继续妊娠。严重者应终止妊娠。

(二)脑积水

大脑导水管不通致脑脊液回流受阻，在脑室内外大量蓄积脑脊液，引起颅压升高、脑室扩张、颅腔体积增大，颅缝变宽、囟门增大。腹部触诊可发现胎头宽大。如为头先露，产前检查胎头跨耻征阳性，阴道检查先露高、颅缝宽、囟门大且张力高、骨质薄软有弹性。超声检查有助于诊断。产后分流术可改善脑积水患儿的预后。应根据脑积水出现的孕周，严重程度、是否合并其他畸形及孕妇和家属的意愿决定是否继续妊娠。

(三)唇裂和唇腭裂

发病率为1%，再发危险为4%。父为患者，后代发生率3%；母为患者，后代发生率14%。唇裂时腭板完整，唇腭裂时有鼻翼、牙齿生长不全。严重腭裂可通至咽部，严重影响喂养。产前诊断较困难，超声只能发现明显的唇裂，腭裂较难在产前发现。在新生儿期整形矫治疗效较好。

(四)联体双胎

为单卵双胎所特有的畸形。超声检查有助于诊断。早中孕期确诊后应尽早终止妊娠，引产时可经阴道毁胎。足月妊娠时应剖宫产。

三、辅助检查

对于有不良环境接触史或畸形家族史的高危孕妇应重视产前筛查，结合实验室检查及各种影像学检查进行诊断。近年新的诊断技术和方法具有早期、快速，准确以及无创伤等优点。

(一)影像学检查

超声技术因其应用方便、可重复性好、具有无创伤性,一直应用于临床诊断。常见的胎儿结构畸形如无脑儿,脑积水,开放性脊柱裂,腹壁裂、严重的唇腭裂、单心房单心室等均可以通过详细的超声检查得以诊断。

近年来,高分辨三维超声技术的出现,可以帮助更早期、准确地诊断胎儿畸形。MRI 对于胎儿颅脑部病变的诊断价值较高。

(二)生化检查

孕早期或中期检测孕妇的 3－hcG,AFP 等,除了可以筛查胎儿染色体异常外,还可以帮助判断是否存在胎儿神经管缺陷。神经管缺陷筛查高风险孕妇需进行详细的超声检查,以判断是否存在相应的胎儿结构缺陷。TORCH 等病原微生物感染的血清学检测可筛查某些先天畸形儿。

(三)染色体核型分析或基因检测

通过传统的侵入性产前诊断途径如羊膜腔穿刺、脐静脉穿刺、绒毛活检获得胎儿组织细胞可进行染色体核型分析或基因检测。近年来,通过采取孕妇外周血中游离胎儿 DNA 的无创性途径也可以用于胎儿 13、18、21 等染色体非整倍体的检测。

(四)胎儿镜、胚胎镜

胎儿镜及胚胎镜虽属于有创伤性诊断技术,但能更直观、准确地观察胎儿或胚胎情况,且可进行宫腔内容物取样诊断,甚至可进行宫内治疗。但一般胎儿结构缺陷不需要进行胎儿镜检查,影像学检查基本可以确诊。

四、预防和治疗

预防出生缺陷应实施三级预防原则,即去除病因、早期诊断,延长生命。建立健全围生期保健网,向社会广泛宣传优生知识,避免近亲婚配或严重的遗传病患者婚配,同时提倡适龄生育,加强遗传咨询和产前诊断,注意环境保护,减少各种环境致畸因素的危害,可有效地降低各种先天畸形儿的出生率。

对于无存活可能的先天畸形,如无脑儿,严重脑积水等,一经确诊应行引产术终止妊娠,以母亲免受损害为原则,分娩若有困难,必要时可行毁胎术;对于有存活机会且能通过手术矫正的先天畸形,尽可能经阴道分娩。

胎儿畸形可能由遗传因素、环境因素或综合因素等多种原因造成。常见的胎儿畸形包括无脑儿、脊柱裂、脑积水、唇裂和唇腭裂等。产科处理需结合发现的孕周、畸形的严重程度、预后情况、有无合并的其他结构异常和染色体异常,以及孕妇和家属的意愿综合决定。通过建立三级预防措施可以有效地降低畸形儿的发生率和致残率。

第四节　死　胎

一、概述

(一)定义

妊娠20周后胎儿在子宫内死亡者称死胎,胎儿在分娩过程中死亡,称死产,亦是死胎的一种。本病相当于中医学“胎死不下”,亦称“胎死不能出”“胎死腹中”。

(二)本病特点

胎死腹中,日久不下,容易发生凝血机制障碍,可危及孕母生命。

二、病因病理

引起死胎的原因主要有两大类。

(一)遗传基因突变和染色体畸变

如双亲患有遗传病可引起胚胎的基因及染色体畸变,导致胎儿畸形、流产或死亡;在妊娠早期宫内感染者,可使胎儿死亡;妊娠期应用对胎儿有致畸作用的药物可使遗传基因发生突变,致染色体畸变,最终导致胎儿死亡。

(二)胎儿缺氧

胎儿缺氧是造成死胎最常见的原因,约50%死胎是胎儿宫内缺氧所致,引起缺氧的因素如下。

1.母体因素

妊娠期合并慢性肾炎、慢性高血压及妊娠期高血压疾病;妊娠合并重度贫血、心力衰竭、肺心病者;各种产前出血疾病如前置胎盘、胎盘早剥、子宫破裂、创伤等常导致胎死宫内;子宫的张力过大或收缩过强,子宫旋转过度、子宫肌瘤、子宫畸形等;妊娠合并糖尿病、胆汁淤积症、溶血性疾病等。

2.胎儿因素

严重的胎儿心血管系统功能障碍、胎儿畸形易发生流产和死胎。

3.胎盘因素

是引起胎儿宫内缺氧、死胎的重要因素。过期妊娠、胎盘结构异常如轮状胎盘,膜状胎盘,胎盘早剥、前置胎盘、胎儿宫内发育迟缓、胎盘感染等。

4.脐带异常

脐带先露、脐带脱垂、脐带缠绕及脐带打结等是引起死胎最常见的原因。

三、结局

(一)浸软胎

胎儿的皮肤很软,触之脱皮。皮肤色素沉淀而呈暗红色,内脏器官亦变软而脆,头盖骨的结缔组织失去弹性而重叠。

(二)压扁胎

胎儿死亡后，羊水被吸收，同时胎盘循环消失而发生退化，身体构造互相压迫，形成枯干现象。

(三)纸样胎

少见。双胎妊娠一个胎儿死亡，另一个继续妊娠，已死亡的胎儿枯干类似纸质。纸样胎是压扁胎的进一步变化。

(四)凝血功能障碍

脂儿死亡 3 周以上伪未排出，由于退行性变的胎盘组织释放促凝物质进入母体血内，激活母体凝血系统而引起弥散性血管内凝血(DIC)，致血中的纤维蛋白原和血小板降低，最终导致难以控制的大出血。

四、诊断

(一)临床表现

孕妇自觉胎动消失，子宫不再继续增大，乳房松软变小，全身乏力，食欲缺乏。胎儿在宫内死亡时间愈长，发生 DIC 的机会愈高。

(二)检查

1.腹部检查

发现宫高与停经月份不相符，无胎动及胎心音。

2.B 超检查

是诊断死胎最常用，最方便、最准确的方法。可显示胎动和胎心搏动是否消失。若胎儿死亡过久，可显示颅骨重叠、颅板塌陷、颅内结构不清，胎儿轮廓不清，胎盘肿胀。

五、鉴别诊断

需与胎萎不长相鉴别：两者均发生在妊娠中晚期，腹形增大与宫底高度较孕月小，有相似之处。但胎萎不长者，胎儿仍存活，有胎心胎动；而胎死腹中者，胎儿已死在宫内，无胎心胎动。B 超可鉴别。

六、治疗

凡确诊死胎尚未排出者，无论胎儿死亡时间长短均应积极处理。

胎儿死亡不久者，可直接采用羊膜腔内注射药物引产或前列腺素引产，术前详细询问病史，判断是否合并有引起产后出血及产褥感染的疾病，如肝炎、血液系统疾病等，并及时给予治疗。

若死胎超过 3 周仍未排出，应常规检查凝血功能，包括纤维蛋白原，血小板计数，凝血酶原时间等，若纤维蛋白原$<1.5g/L$，血小板$\leqslant 100\times 10^9/L$时，应给予肝素治疗，剂量为 0.5mg/kg，每 6 小时给药 1 次。一般用药 24～48h 后即可使纤维蛋白原和血小板恢复到有效止血水平，然后再行引产，术前应备新鲜血，以防产后出血和感染。

引产方法有：羊膜腔内注射药物引产；缩宫素引产；米非司酮配伍前列腺素引产；前列腺素 PGE_2 阴道栓剂引产。

第五节　多胎妊娠

多胎妊娠指一次妊娠同时有两个或两个以上胎儿的妊娠，最常见的是双胎妊娠，三胎少见，四胎及四胎以上罕见。其发生原因与遗传因素，高龄妊娠、多次妊娠、促排卵药物与辅助生殖技术的临床应用密切相关。Hellin(1892)曾根据大量统计资料得出多胎发生率的公式：1∶89n－l(n代表一次妊娠的胎儿数)。Gedd统计13个国家的双胎发生率为1∶51～1∶249，而我国的单双胎之比约为1∶66。20世纪70年代以来，由于诱发排卵药物的应用及助孕技术的发展，多胎妊娠的发生率骤然增加。据美国卫生试验中心最新报道，白人妇女多胎妊娠婴儿出生率由27/10万增至62/10万，增加了113%。Rnn－ET报道在25例多胎分娩中，28%为自然受孕，72%为应用促排卵药物的结果。

多胎妊娠的孕产妇、胎儿及新生儿的患病率、病死率均较高，属高危妊娠，在病理产科中地位越来越受到重视。下面就多胎妊娠的有关问题进行探讨。

一、分类

(一)双卵双胎

约占双胎妊娠的70%。由两个卵子(可来自同一卵巢或双侧卵巢的两个成熟卵泡，也可由同一成熟卵泡排出)分别受精形成。其发生与种族、遗传，胎次及促排卵药物的应用有关。两个受精卵在子宫的不同部位着床，形成各自的胎盘和绒毛膜、羊膜，建立各自独立的血液循环。两个胎盘如靠近也可相互融合，但血液循环并不相通。两个胎囊间的中隔有两层绒毛膜和羊膜组成。两胎儿性别可相同或不同，血型可相同或不同。容貌如一般兄弟姐妹一样，称异卵双胎或同胞性双胎。

(二)单卵双胎

约占双胎妊娠的30%，由一个受精卵分裂而成。其发生与种族、遗传、胎次、年龄及促排卵药物的应用无关。两胎儿基因相同，故性别，血型相同，容貌相似，称同卵双胎或同胚胎性双胎。单卵双胎的胎盘和胎膜根据受精卵复制的时间不同而不同。

1.双羊膜囊双绒毛膜单卵双胎

在桑葚期前(受精后3d内)复制分裂成两个独立的胚胎者，形成两个独立的胎盘，两胎儿有各自的羊膜和绒毛膜，与双卵双胎完全相同，常被误认为双卵双胎。区分应进一步检查胎儿性别、血型、指纹等。此类情况约占单卵双胎的1/3。

2.双羊膜囊单绒毛膜双胎

在囊胚期，内细胞团与滋养层明显分化后(受精后4～7d)分裂成两胚胎者，但囊胚着床，形成单胎盘和单绒毛膜，但各胚胎有各自的羊膜囊，因此两胎儿共用一胎盘和绒毛膜，两胎囊间仅隔两层羊膜，两胎儿血液循环相通。此情况占单卵双胎的2/3。

3.单羊膜囊单绒毛双胎

在羊膜分化后而胚胎始基出现之前(受精8～12d)形成独立胚胎者，两胎儿共用一个胎盘,处于同一羊膜腔内(一层绒毛膜和一层羊膜),血循环相通。此情况不足1%。

4.联体双胎

在胚胎始基出现后(13～14d)分裂者,胚盘不完全分裂形成各种联体双胎(如骶骨联体,胸部、头部或腹部相连),极少见,发生率约占单卵双胎的1/1500。

(三)三胎以上多胎分类

三胎最常见是3个卵受精而成,每个胎儿有各自的胎盘和胎膜,血液循环独立;偶有单卵双胎和另1个单卵单胎,或两个单卵双胎中有1个胎儿早期被淘汰; 单卵三胎极罕见。

四胎和更高的多胎妊娠可以由单个卵子或多个卵子受精后的不同联合和重复分裂而成。由1个受精卵分裂成4个以上胚胎的称一卵多胎。

二、临床表现

早孕反应较重,妊娠剧吐较为多见。妊娠1周后子宫增大明显,在妊娠24周后尤为迅速。由于多胎妊娠的子宫较大,可出现明显的压迫症状,使孕妇有明显腹胀不适:至妊娠晚期,由于过度增大的子宫向上推挤横膈,使肺活量大大减少,因而常有呼吸困难,甚至可能发生肾功能损害。增大的子宫向下压迫下腔静脉,阻碍下半身静脉血液回流,静脉压增高,导致下肢及腹壁水肿;小腿及外阴静脉曲张现象出现早,程度重。多胎妊娠孕妇负重大,体态改变严重,容易引起体位性腰背痛。常因胎动频繁、剧烈而影响睡眠。

在双胎妊娠中,胎位多为纵产式,以两头位或一头一臀位常见;两个均为臀位较少;偶有一个或两个胎儿横位者。

三、并发症

(一)贫血

多胎妊娠孕妇发生贫血较单胎妊娠孕妇高2.4倍。多胎孕妇血容量增加较单胎时更多,且多个胎儿生长也需要大量蛋白质,维生素,钙,铁等微量元素,加之叶酸吸收利用能力减退,因此多胎妊娠往往伴发缺铁性贫血及巨细胞性贫血。双胎妊娠中有40%～70%的孕妇发生贫血。

(二)妊娠期高血压疾病

多胎妊娠并发妊娠期高血压疾病不仅常见,而且以重症居多,初产妇多见子痫前期比单胎妊娠发生更早,更具有突发性,更易发展为子痫,这可能与子宫过度膨胀、子宫胎盘循环受阻,胎盘缺血缺氧有关。据报道妊娠期高血压疾病在双胎、三胎、四胎中发生率分别为17%、39%及50%,其先兆子痫的发生率是单胎妊娠的3～5倍,重要性仅次于早产。

(三)早产

早产及其所致未成熟儿是多胎妊娠的主要问题。多胎妊娠常发生早产。据统计,双胎的平均分娩孕周为36周,三胎和四胎则分别为33和31周,大约50%的双胎和几乎全部的三胎以上妊娠均在37周前分娩。早产原因主要是子宫过度膨大,伸展所引起。单卵双胎合并羊水过多时,更易发生早产。多胎妊娠孕妇发生宫颈功能不全概率增加。随着宫颈管的缩短,早产危险性将增加。宫颈指数≥0.31是预测双胎妊娠32周前早产的最佳临界值。

(四)流产

约 20%的双胎于孕 14 周前发生流产,以单卵双胎更为多见,可能与胎盘发育异常,胎盘血循环障碍,宫腔容积相对狭窄等有关。孕早期一胎流产,死胎的发生率单卵双胎较双卵双胎高 3 倍,有的一胎死亡后而另一胎仍继续发育。如发生在早期,死胎可全部吸收;在孕 3～4 个月以后死亡的胎儿由于躯干尚未完全骨化,组织中水分和羊水渐被吸收,最后为活胎的压力压缩变平,形成纸样胎儿,随同另一胎儿分娩时一并排出,称为"消匿双胎",对母胎均无不良后果。有报道双胎妊娠中约 1/3 最后成为单胎妊娠。

(五)羊水过多

双胎妊娠羊水过多发生率约为 10%,主要发生于单卵单绒毛膜双胎妊娠,有时会发生急性羊水过多。其发生原因可能与两个胎儿胎盘血液循环的相互交通相关,因此它往往是严重双胎输血综合征的早期表现,系双胎之一的受血儿血容量过多,肾脏血液灌流量及肾小球滤过率增加,尿量增多所致。而另一胎儿,即供血儿则常为羊水过少。若急性羊水过多发生在胎儿可存活之前,保住胎儿非常困难。

(六)胎位异常,胎膜早破及脐带脱垂

双胎妊娠常伴胎位异常,可能胎儿一般较小,先露固定较晚所致。当第 1 个胎儿娩出后,子宫空间相对增大,故第 2 个胎儿活动范围加大,易转为横位。由于子宫过度膨大,胎位异常较多,胎膜早破较为常见。研究表明,单卵双胎的胎膜早破发生率是双卵双胎的 2 倍。由于胎位异常,胎膜早破而致脐带脱垂的发生率为单胎妊娠的 5 倍。

(七)胎儿畸形、胎儿生长受限及死胎

双胎妊娠胎儿畸形率比单胎妊娠高 2 倍,而单卵双胎畸形又较双卵双胎高 2 倍。畸形的种类可有联体双胎、无心儿、胎中胎及机械因素(压迫等)造成的胎儿局部畸形(如畸形手足)。其他先天畸形还有无脑儿,脑积水,小头畸形、肠管或肢体断裂等。

由于对胎内胎认识不足,临床常误诊为畸胎瘤。其实胎内胎就是单卵双胎,在内细胞群分裂时不对称,有大有小,小的一团内细胞群发育不好,在发育时与正常发育胚胎的卵黄静脉吻合,渐渐被包入其内而成胎内胎,亦称包入性寄生胎。应与畸胎瘤相鉴别,因两者的手术要求截然不同,胎内胎手术只需要切开包囊,取出变形胎儿即可,不需要将其全部连同包囊进行彻底剥离,这样可大大缩短手术时间,减少出血量及避免其他并发症的发生。鉴别要点如下:多数胎内胎位于宿主孪生儿的上腹部腹膜后间隙这一特定位置上,外表面有一结缔组织包囊包裹胎体,囊内可能有少许液体。常有一蒂瓣与包囊装连接,蒂瓣上带有血管。无蒂瓣者则躯体的某一部分与囊壁粘连,从囊壁吸取营养。胎体发育程度相差很大。有的外形近似胎儿,有的则外表不清晰,但几乎都有脊柱骨存在,其他骨骼,如四肢骨骼、骨盆骨骼、肋骨等常发育不全。内脏更是发育不全,心、肝、肺等器官不易见到。随着宿主的成长而缓慢增长,因而其体积不会很大。

胎儿生长受限常发生于孕 30 周后,发生率为 12%～34%。其发生率的高低和生长受限程度随孕周的增加而更趋明显。在单卵双胎中更为常见。而死胎的发生率为 0.5%～6.8%,也常见于单卵双胎。这主要与单卵双胎共用一个胎盘并因胎盘间动脉一静脉吻合而引起的严重的双胎输血综合征有关。另外,多胎妊娠越近预产期,胎盘功能越低,胎儿窘迫和死亡的发生率越高。

(八)双胎输血综合征(TTTS)

在单卵双胎中,两个胎儿的血液循环如发生动静脉吻合,可导致胎儿间血液的混合,双胎儿间血液发生转移,称为双胎输血综合征。仅发生在单绒毛膜双胎中,发生率为5.5%～15%。这类双胎仅有一个胎盘,胎盘血管相互吻合,如在胎盘深处发生动静脉吻合,且吻合支循环占优势,至妊娠晚期,由于两个胎儿的心排血压力强弱不同或所处位置有显著的高低差异,形成血流动力学上的压力差,就造成宫内一胎儿血液经过胎盘血管吻合支输向另一胎儿,结果受血儿呈高血容量,红细胞增多、血黏度升高,高血压,心脏肥大及羊水过多,体重亦显著高于另一胎儿;供血儿则发生血容量过少、贫血,脱水、心脏小,导致胎儿生长受限(FGR),体重严重不足,情况严重者可导致胎儿死亡。

TTTS双胎之一死亡后若是大血管吻合,则死胎的那一侧胎盘将由活胎继续灌注,活胎不断向死胎胎盘输血使活胎立即发生低血压,若活胎未死亡,则出生后易发生脑瘫。在临产过程及第1个胎儿娩出后亦可能发生急性双胎输血综合征。即当第一胎儿通过产道受到挤压时,动脉压升高,大量血液通过吻合支迅速输给宫腔内的胎儿,或第一个胎儿娩出,结扎脐带前发生呼吸,肺内出现负压,宫内胎儿的血压立即高于第一胎儿,血液大量迅速流向第一胎儿,均可由于充血性心力衰竭,肺水肿而致死亡。为及时发现这一危及胎儿生命的严重并发症,可通过B超检查,在孕期及早做出诊断。

同性胎儿,两者大小差异显著,双顶径差异≥5mm,头围相差≥5%,腹围相差≥20mm;两羊膜囊大小相差显著,小胎儿羊水过少;大胎儿羊水过多,膀胱充盈;两脐带直径大小有差异;与脐带连接的胎盘小叶大小有差异;胎儿之一出现水肿。

上述5项中有2项符合者可考虑为双胎输血综合征可能。

新生儿的诊断标准则为:单卵双胎;体重相差至少在20%或≥300g;血红蛋白值相差在50g/L以上。

(九)胎盘异常及其他并发症

多胎妊娠胎盘较大,可扩展到子宫下段而形成前置胎盘。第1个胎儿娩出后,宫腔容积迅速减小,以致胎盘附着面积迅速缩小,可致胎盘早剥。帆状胎盘的发生率明显增加,可影响胎儿供血,由于胎盘血管前置,胎膜破裂时可随之撕裂,引起胎儿失血。另外多胎妊娠妇女的心理压力也可以给孕妇本人和家庭带来一些不良影响。

(十)妊娠期肝内胆汁淤积症(ICP)

发生率约为30%,其发病与雌激素有关,双胎或多胎妊娠的胎盘面积较单胎妊娠更大,雌激素水平增高更加明显,发病率也高于单胎妊娠。主要症状是瘙痒,肝酶升高或伴胆红素升高,并出现黄疸。ICP孕妇更易发生妊娠期高血压疾病,胎儿窘迫及早产的发生率增加,产妇发生产后出血增加。

(十一)产程延长、产后出血及产褥感染

多胎妊娠易并发产程延长和产后出血。这与子宫平滑肌纤维持续过度伸张,失去其正常收缩及缩复功能,造成宫缩乏力有关。也与妊娠期高血压疾病子宫肌纤维缺血缺氧性病变和前置胎盘子宫下段剥离面相应增大等因素有关。多胎妊娠，分娩时往往需要经阴道助产，因此更易发生产褥感染。

(十二)围生儿病死率和新生儿发病率增加

由于早产和 FGR，使分娩的不成熟儿增多；胎位异常及手术产增多，使新生儿产伤和窒息率增高。如第 1 个胎儿 Apgar 评分低，第 2 个胎儿评分常常也低，且预后比第 1 个胎儿更差。双胎胎儿的肺透明膜病变发生率为 8.5%，缺血缺氧性脑病的发生率也高于单胎。胎儿生长的不一致性指同一胎儿间体重差异≥15%(也有文献提出≥20%)，其不一致性可使围生期的发病率和病死率增加 8 倍。双胎妊娠中生长不一致性的发生率为 5%～15%，三胎妊娠的发生率为 30%。

四、诊断

(一)病史

有多胎家族史，早孕反应重，曾应用促排卵药物治疗，孕 16 周后体重增长迅速胎动范围广泛、频繁。

(二)产前检查

子宫明显大于相应孕周子宫大小。妊娠晚期子宫底高于 30cm，腹围超过 105cm。

于腹壁触及两个以上胎头或多处触摸到小肢体。如仅摸到一个胎头，则其大小与子宫大小不相称或小于同期单胎。

在相距较远的不同部位，同时听到胎心音，并计数，两个胎心率相差≥10 次/分；或两胎心音之间，隔有一个无音区。

(三)B 超检查

1.超声可在妊娠 7 周前后准确检出多胎妊娠，并可判断胎儿发育情况及胎儿异常，有重要的临床意义。

在妊娠 7～8 周，B 超即可见到两个以上妊娠囊，在各自的孕囊内可见到胎芽及原始心脏搏动；在妊娠 9～13 周是双胎类型判断的最佳时机：如果为双卵双胎或双绒毛膜双胎则两胎之间的间隔由于各有绒毛膜及羊膜故较多呈 A 型；如为单卵单绒毛膜双羊膜囊双胎，则两胎儿间只间隔羊膜，间隔薄呈 T 型；如为单羊膜囊双胎则两胎儿间没有任何间隔。在妊娠 13 周后清楚地显示两个以上胎头光环及各自相应的脊柱、躯干和肢体，并可鉴别有无发生双胎输血综合征或推测胎儿是否存在对称性或不对称性 FGR。还可及早发现胎儿畸形、羊水过多或过少，胎盘位置是否正常及明确胎位。这些在中晚期妊娠，其检查准确率非常高。

2.超声多普勒血流检测：在孕 12 周后可用多普勒检测出不同的胎心音。通过测定两个胎儿脐动脉血流的 S/D 比值，如两个 S/D 比值差异超过 0.4，提示两个胎儿体重相差 350g 左右，有存在双胎输血综合征的可能。

(四)生化检查

由于双胎胎盘大于单胎胎盘血清甲胎蛋白(AFP)明显升高。Macfar－lane(1990)经统计发现双胎妊娠中 AFP 值明显升高者约 29.3%，三胎为 44.8%，而四胎及四胎以上可达80.0%。因此孕妇血 AFP 异常升高者，应疑及多胎而进一步检查。根据《美国大学医学遗传学标准及遗传学实验室指针(H 章)》,双胎妊娠患开放性神经管缺损(ONTD)是单胎妊娠的 2.8 倍以上,双胎妊娠母血清的 AFP 值是单胎妊娠的 2 倍。

五、治疗

多胎妊娠管理原则是尽可能延长妊娠孕周,预防母体严重并发症,在胎儿成熟至有母体外生存可能时,采用安全的分娩方式终止妊娠。

(一)妊娠早期的管理

妊娠早期可对 3 胎及 3 胎以上妊娠行多胎妊娠减胎术(MFPR),以便有效而安全地控制胚胎和分娩数目,提高存活儿的成熟和质量,减少多胎妊娠对母婴的损害。早期进行 MFPR 起始于 20 世纪 80 年代,Farquhurson 等在 1985 年成功的对 16 例妊娠8~11周多胎妊娠进行了 MFPR。

目前的 MFPR 主要是将 3 胎及 3 胎以上妊娠减为双胎妊娠。其方法有经腹和经阴道两种途径,后者又有经子宫壁穿刺与经宫颈抽吸两种方法。

1.经腹穿刺减胎术

一般在妊娠 9~13 周时进行,尤以妊娠 10~11 周时进行更好。在 B 超引导下用 16 号带针芯的腰穿针对欲行终止妊娠的胚胎穿刺。刺入胚胎心管部位后注射 10%氯化钾 1~2mL;或 5%高渗盐水 5~10mL,以心管停搏 60s 为准。

2.经阴道减胎术

此方法可在妊娠 6~8 周进行,较腹部途径早 2~4 周。

(1)经阴道宫壁穿刺减胎术:此方法如下在 B 超引导下经阴道侧后穹窿部进针,穿刺或灭胚胎,用药方法同经腹减胎术。

(2)经宫颈管抽吸减胎术:用直径 3mm 的吸管经宫颈管插入子宫腔,利用负压抽吸所要削减的胚胎组织及妊娠囊内的羊水,达到减胎的目的。

每次手术以削减 1~2 个胚胎为好,对于剩余胚胎或本次手术失败者,可间隔 1 周后再行减灭。

对于减灭胚胎的选择,目前有多种观点:有学者认为选择靠近宫口的胚胎予以减灭,因位于这一位置的胚胎,日后发生胎儿生长受限的机会增加,并有出现前置胎盘的可能。也有认为不该选择这一位置的胚胎,因其死亡数周后会出现胎膜破裂,继发羊膜炎,而上行感染其他胎儿。原则上选择易于穿刺,对邻近孕囊干扰最少的胚胎或发育不良的胚胎。如经腹穿刺则削减距腹壁最近的胚囊;经阴道穿刺则选最靠近阴道壁的胚胎为削减对象。

在行 MFPR 之前必须在 B 超下仔细检查各孕囊及其膜隔组合情况。只有双卵双胎方可选择性减胎。如为单卵双胎,向一个胚胎所注射的药物可经胎盘循环进入另一胚胎,可致其在短期内死亡。

MFPR 可致完全流产,其发生率为 10.9%,多发生在中孕期,机制尚未完全清楚。但总的来说 MFPR 是一种比较安全有效地改善多胎妊娠预后的方法。

(二)妊娠中晚期的管理

1.孕期保健

一旦确诊双胎,应考虑增加营养补充铁剂、叶酸及微量元素。尤其在妊娠 20 周后更需更大剂量以预防贫血和妊娠高血压疾病。必要时,可肌内注射右旋糖酐铁,同时再服用钙片及葡萄糖酸锌等对胎儿生长发育更有好处。

避免重体力劳动,中午休息时间适当延长,妊娠 30 周后须多卧床休息。妊娠最后 3 个月避免性交。

定期行产前检查,密切注意有无妊娠高血压疾病的早期症状,便于及早发现及时处理。并定期用 B 超及胎心监护仪检测每个胎儿情况。

2.预防早产

如何延长双胎的孕周,降低双胎的早产发病率是双胎孕期管理的一个重点。

卧床休息是预防早产的一个重要方法。如有条件,可在妊娠 24～30 周入院监护。如无其他异常情况,可于妊娠 35 周出院,回家监护。即使以后提早分娩,胎儿亦可得以存活。

要注意预测早产的发生。应根据产科病史,先兆症状以及实验室检查和 B 超检查进行预测。或在妊娠晚期每次产前检查时,做肛诊,如发现宫颈消失或已开始扩张,则立即收住院,进行防治早产处理,这是预防早产的重要措施之一。

如发生先兆早产则应用宫缩抑制药治疗,同时积极促胎肺成熟,必要时结束妊娠。见本书"早产"。

3.双胎引产

有人曾在双胎妊娠最后 8 周应用放射性核素探查双胎胎盘功能,发现:随着妊娠进展,越近预产期,胎盘功能越低落,在正常的双胎妊娠达孕 36 周后引产不增加母亲及新生儿发病率。双胎妊娠的足月应为孕 38 周,为了避免胎盘功能不全导致胎儿窘迫,双胎妊娠足月仍不临产应及时为之引产。因此,凡孕妇感觉腹部过度膨胀、呼吸困难,严重不适或已到预产期而尚未临产者,为避免出现胎儿窘迫,可在妊娠 38～40 周予以引产。如先露头已入盆,可行人工破膜,羊水流出,可减轻子宫过度膨胀,并可诱发有效宫缩。胎膜破裂后 12h 仍无宫缩,可应用缩宫素静脉滴注。

多胎之一胎死宫内时,应根据孕周决定具体处理方案,早孕期无须特殊处理,妊娠晚期发生者,胎儿较大,胎死宫内达 4 周以上时,DIC 发生率增加,另一存活胎儿有 20%左右出生后可有神经系统畸形及肾功能损害,故应及时促胎肺成熟,终止妊娠。

发现连体畸形时,应在妊娠 26 周前行引产术,26 周后应选用剖宫取胎。

4.中期妊娠减胎术

中期妊娠减胎术可有效减少异常胎儿和减少多胎妊娠的胎儿数目,降低妊娠期并发症及并发症。

中期妊娠减胎术的手术指征:妊娠 12～24 周三胎以上要求减少胎儿数目;减胎前 1 周内无阴道流血等先兆流产的临床表现,无生殖道炎症;双胎妊娠者排除单卵双胎;产前诊断一胎儿为遗传病染色体病或结构异常者;早期妊娠诊断为多胎妊娠需要减胎,但如果夫妇一方染色体异常、先天畸形儿分娩史,孕妇高龄者,可保留至妊娠中期,根据产前诊断结果再选择性减胎;孕妇子宫畸形等;中期妊娠一胎发生胎膜早破,但无绒毛膜羊膜炎;无继续妊娠禁忌证,肝功能及凝血机制正常;夫妇双方知情同意。

(三)分娩期的处理

1.分娩方式的选择

多胎妊娠围生儿病死率高的主要原因是孕期并发症及分娩期处理不当。因此降低多胎围生儿病死率除加强围生期监护外,准确选择分娩方式也是关键。一般认为双胎妊娠多能经阴道分娩。严密观察产程进展及胎心变化,并做好输血,输液及抢救新生儿准备,耐心等待自然分娩。有人认为除非出现双胎的双头在骨盆内互相碰撞阻碍分娩或胎头绞锁等须剖宫产外,双胎本身并非剖宫产指征。

但近年来的调查显示,臀牵引术尤其是内倒转后臀牵引助产,围生儿病死率明显增高。故有人指出,为有效降低围生儿病死率及孕产期并发症,对双胎妊娠应放宽剖宫产指征,对臀先露的双胎产妇宜选用剖宫产,对三胎及三胎以上均采用剖宫产。Cetru10 甚至认为除头或头先露外,为避免臀牵引带来的危险,无论第 1 胎儿或第 2 胎儿臀位均应施行剖宫产。第 1 胎儿如为横位必须行剖宫产。

一般来说单胎在妊娠 38 周胎儿成熟,双胎 36 周,三胎 34 周,四胎 32 周胎儿基本成熟,故在此孕周前后应结合孕妇情况及胎儿情况考虑终止妊娠。

2.阴道分娩的处理

双胎妊娠应实行计划分娩。在有准备的情况下主动诱发宫缩,使其在白天分娩。可选用人工破膜或静脉滴注缩宫素(催产素)引产。用缩宫素 2.5U 加入 5%葡萄糖液 500mL 中以每分钟 8～10 滴的速度开始静脉滴注,视子宫收缩情况调整滴速。

在产程中应注意子宫收缩情况及胎心变化。胎儿心电监护及生物物理评分最为常用,用来判断胎儿宫内急慢性缺氧情况应用较为成熟。双胎胎儿头皮血氧饱和度的监测尚待进一步研究。若发现宫缩乏力或产程延长,可应用缩宫素加强宫缩,方法同缩宫素引产。若仍有宫缩乏力,或出现先兆子宫破裂,应以剖宫产结束分娩。

宫口开全后应常规性会阴侧切术。应在第 1 个胎儿娩出,出现呼吸前,立即断脐,胎盘侧脐带端必须夹紧并做显著标记。同时立即查明第 2 个胎儿的先露; 监测胎心变化,排除胎膜破裂或脐带脱垂;注意有无阴道流血,防止胎盘早剥。此时助手应在腹部用手固定第 2 个胎儿,使其保持纵产式。两胎儿娩出间隔以 5～15min 为宜,过早干预第 2 个胎儿娩出,易增加胎儿损伤以及使宫腔内压降低过快,而使产妇发生心力衰竭;间隔过长,可因宫颈缩复而影响第 2 个胎儿娩出。若第 1 个胎儿娩出 15min 仍无宫缩,可行人工破膜或静脉滴注缩宫素促进宫缩。若发现脐带脱垂或胎盘早剥,应适用产钳或臀牵引术娩出第 2 个胎儿。若第 2 个胎儿为横位,可先行外倒转术使成为头位或臀位,如不成功则行内倒转术及臀牵引术。

为预防产后出血,在第 2 个胎儿前肩娩出后,静脉注射麦角新碱 0.2mg,并肌内注射缩宫素 10U,但在此之前,严禁用麦角新碱。胎儿娩出后,产妇腹部须压一重 250～500g 沙袋。对三胎或三胎以上产妇腹部所压沙袋的重量可加至 500～1000g,并逐渐向下腹部移动,同时用腹带包扎,以防止腹压骤然下降引起休克。产后 2h 血压及心律平稳后,可逐渐减轻沙袋重量。

第 2 个胎儿娩出后,立即加快缩宫素滴速,并密切观察宫底高度,一旦出现胎盘剥离征象,即可轻轻按压宫底,帮助胎盘娩出。胎盘娩出后,可增加缩宫素 10～20U 于原静脉滴注液体内持续静脉滴注,并经常按摩宫底,观察宫缩情况(至少 2h),防止产后出血。如胎儿娩出 10～15min,胎盘仍无剥离征兆,不宜等待,应及时进行人工徒手剥离,以减少产后出血,并给予抗菌药物,控制感染。

应仔细检查娩出的胎盘、胎膜是否完整,并观察胎盘及胎膜的组成情况,以判断单卵双胎或双卵双胎。

3.特殊情况的处理

(1)脐带脱垂:第 1 个胎儿娩出后,发现第 2 个胎儿脐带脱垂,如为头先露,胎头已衔接,则行产钳或胎头负压吸引术,迅速娩出胎儿;如胎头浮动或为其他胎位,应立即行内倒转术及臀牵引术,不宜做脐带还纳手术,以免延误胎儿娩出。

(2)胎盘早期剥离:由于第 1 个胎儿娩出后,子宫突然缩小,极易引起胎盘早剥。如有血液自子宫流出,而第 2 个胎儿的胎心率无变化,则胎盘剥离与宫内胎儿无关,除密切注意胎心变化外,无须特殊处理。如有胎盘早剥征兆伴胎心改变,则两个胎儿的胎盘相连,等于发生严重胎盘早期剥离,对母婴危害极大,须根据胎先露情况按上述分娩期处理原则迅速娩出胎儿。

第 1 个胎儿娩出后,其胎盘很少在第 2 个胎儿娩出前排出。如排出,而第 2 个胎儿胎心无改变,证明此胎盘与第 2 个胎儿的胎盘无关联。

4.产后处理

由于双胎妊娠并发症发生率高、产后出血多,因此,产后护理须加强,并针对孕、产期并发症及分娩情况给以适当处理。产后易发生尿潴留,应督促产妇多饮水,产后 2h 后协助产妇下床自行排尿。

第六章 妊娠合并内外科疾病

第一节 妊娠合并心脏病

妊娠合并心脏病是引起孕产妇死亡的重要原因之一。妊娠期血容量的增加,内分泌的改变,体内水钠潴留及体重增加,子宫增大,膈肌上升,胎盘循环形成,氧供应的增加,使心脏负担加重。分娩时第一产程和第二产程中,子宫收缩,膈肌、腹肌和盆底肌肉都参加分娩活动,增加了周围循环阻力和回心血量;第三产程胎儿娩出后子宫缩小,腹压骤减,内脏血管扩张,回心血量减少;产后子宫收缩,胎盘循环停止,体循环血量剧增;产后1周,组织间水分进入血液循环,全身循环血量再次增加。以上各种因素均使心脏负担加重。妊娠合并心脏病者在妊娠第32～34周、分娩期及产褥期最初3d,心脏负担最重,极易引起心力衰竭。心脏功能不全、缺氧,可引起胎儿发育不良、早产、胎儿宫内窘迫等。妊娠合并心脏病以风湿性心脏病最常见,其他有先天性心脏病、心肌炎和贫血性心脏病等。

一、诊断要点

(一)妊娠期

孕期总循环血量逐渐增加,至32～34周达高峰,比未妊娠时增加30%～45%。尤其妊娠晚期,每次心搏量加大,心率加快,心脏负担加重,而子宫增大,膈肌上升,心脏向左向上移位,右心室压力增加,大血管屈曲等原因,导致机械性增加心脏负担。同时孕期的耗氧量在16～40周间增加15%。

(二)分娩期

第一产程时,子宫每次收缩均使回心血量及心排出血量增加,同时,使右心房压力增高,使原来加重负担的左心室进一步加重。第二产程时,除子宫收缩外,腹肌与骨骼肌都参加活动,使周围阻力更为增加,加之产妇屏气用力,肺循环压力增高,同时腹压加大,使内脏回心血量增加。所以,在此期心脏负担最重,易导致心力衰竭发生。第三产程,胎儿娩出后,腹压骤减,子宫迅速缩小,血液淤滞于内脏血管床,回心血量急减,产后胎盘排出,胎盘循环消失,排空的子宫收缩时,大量血液从子宫突然进入血液循环中,使心脏负担加重,易导致心力衰竭。

(三)产褥期

产后24～48小时,潴留组织内液体大部分回至血液循环内,使血液循环量再度增加,再次加重心脏负担。一般4～6周多余水分逐渐从肾脏排出后,才能恢复到非孕时水平。因此,患心脏病孕妇最危险期为妊娠32～40周、分娩期及产褥早期。

(四)病史

除现有病史外,孕前曾有心脏病病史、风湿热病史、心力衰竭史、心脏手术史。

(五)体征

心脏扩大,有粗糙响亮的Ⅱ级或Ⅱ级以上收缩期杂音,有舒张期或舒张前期杂音,伴有严重心律不齐,如心房颤动或扑动等。

(六)X 线检查

心界扩大(含心房或心室扩大)。心电图:提示各种心律失常,ST－T 段改变。超声心动图检查:可提示心内结构及各瓣膜的异常。

(七)心功能分级

1.Ⅰ级

一般体力活动不引起不适。

2.Ⅱ级

一般活动引起不适并稍感不能胜任。

3.Ⅲ级

一般体力活动多受限制,轻微活动即感不适,或不能胜任,休息后好转,尚有代偿功能。以往有心力衰竭史,无论目前疾病有无症状,均属Ⅲ级。

4.Ⅳ级

不能胜任任何体力活动,患者的代偿功能失调。

(八)早期心力衰竭的表现

轻微活动后即有胸闷、气急及心悸;休息时心率超过 110 次/分;休息时呼吸超过 20 次/分;夜间阵发性呼吸困难;肺底部出现少量持续性湿啰音,咳嗽后不消失。

(九)典型心力衰竭的表现

1.左心室衰竭

劳动后呼吸困难,夜间阵发性呼吸困难,端坐呼吸,咳嗽,咳白色泡沫样痰,严重者咳粉红色泡沫痰。呼吸次数增加,心率加快,初期肺内可闻及哮鸣音,后出现肺底湿啰音,可逐渐发展为全肺大、中、小水泡音。发绀,有心脏病体征。

2.右心室衰竭

食欲缺乏,上腹部胀痛,恶心,尿少。颈静脉充盈,肝大,下肢水肿,有心脏病体征。

3.全心衰竭

为 1 和 2 的表现混合存在。

4.左心房衰竭

呼吸困难,急性肺水肿的表现与急性左心室衰竭相同。

二、治疗

(一)节育与妊娠指征

凡有以下情况之一者不宜妊娠,一旦妊娠,应及早在妊娠 12 周以内行人工流产:心功能Ⅲ～Ⅳ级,经治疗后无好转。有心力衰竭史,且伴有其他内科合并症。近期内有活动性风湿热,并发感染性心内膜炎、慢性心房颤动、高度房室传导阻滞。发绀型先天性心脏病,原发性肺动脉高压或主动脉明显狭窄。

(二)继续妊娠的处理

1.妊娠期

根据心功能情况,限制体力活动,保证充足的休息睡眠时间,Ⅲ～Ⅳ级者应住院治疗。加强营养,纠正贫血,应用含铁较多食物,妊娠中、后期补充铁剂,至少 60mg/d,以维持血红蛋白的正常水平。及早控制感染,孕期任何大小手术或创伤均应及早应用广谱抗生素以防感染。限制钠盐摄入,限制在 2g/d,但不能过分限制,以免影响孕期蛋白摄入。定期产前检查及内科心脏病医师会诊,以加强自我监护及对孕妇心脏和胎儿发育生长监护。Ⅰ～Ⅱ级患者宜预产期前 1～2 周入院,Ⅲ～Ⅳ级患者应住院治疗。

2.分娩期

除有产科并发症需行剖宫产结束分娩者,原则上经阴道分娩。分娩期应有心内科医师参加监护。

(1)镇痛:阵缩开始可加重心脏负担,镇痛既能减少产妇疼痛,又有利于第二产程分娩处理,各种处理以不抑制胎心为原则。哌替啶每次 50～100mg,肌内注射,宫口开大 3cm 以后用。地西泮,每次 10mg,每日 2 次,口服。持续硬膜外麻醉适用于初产妇。

(2)严密观察产妇情况:第一产程中每小时测脉搏、心率 1 次,第二产程每 10 分钟测 1 次,借以了解心脏的负荷代谢情况。分娩时采取半卧位,同时给予氧吸入,宫口开全,先露较低时,宜阴道助产,以缩短第二产程,减轻心脏负担。如脉率≥110 次/分可考虑给予快速强心药:毛花苷丙(西地兰)0.2～0.4mg 加在 5%～10%葡萄糖注射液 10～20mL 静脉缓慢注射,观察心率变化,必要时 4～6 小时可重复 1 次,24 小时总量不超过 1mg。

(3)分娩后不应常规予以宫缩药,但如产后出血达 300mL 左右时,则应立即肌内注射缩宫素每次 10U,以免出血过多增加心脏负担,禁用麦角新碱,以防静脉压升高。在静脉输液时,应注意速度,勿过快。

(4)分娩后,腹部立即放置沙袋加压。

(5)凡在产程中表现心功能不全有进一步升级者或伴有心力衰竭时,需控制心力衰竭后即行剖宫产术,麻醉宜用连续硬膜外麻醉。

(6)产程中及产后应用抗生素预防感染。

3.产褥期

产褥早期尤其产后 72 小时内仍应密切观察产妇的心率、呼吸、血压及体温的变化,防止心力衰竭及感染。充分休息,给予小剂量口服镇静药,如苯巴比妥及地西泮等。应用抗生素预防感染,特别要谨防感染性心内膜炎的发生。产前、产时应用强心药的产妇,产后如心率≥100 次/分,仍应继续使用强心药。心功能Ⅲ级以上的产妇,产后不应哺乳,因哺乳增加机体代谢与液量需要,可使病情加重。产后至少住院观察 2 周,待心功能好转后方能出院。

(三)心力衰竭的治疗

孕产妇心力衰竭与非妊娠心力衰竭的治疗原则相同。

1.急性心力衰竭

应用快速洋地黄制剂以改善心肌状况。

(1)毛花苷丙 0.4mg,加入 25%葡萄糖注射液 20mL 中,静脉缓慢注射。必要时,可 2～4 小时后重复使用,总量可达 1.2mg,维持量 0.2～0.4mg。

(2)毒毛花苷 K0.25mg 加入 25%葡萄糖注射液 20mL 中,静脉缓慢注射,必要时 6～8 小时后再给 0.125～0.25mg,前 24 小时用量不超过 0.5mg,维持量 0.125～0.25mg,注意药物蓄积中毒。

2.慢性心力衰竭

(1)地高辛,每次 0.25mg,每日 3 次,口服,2～3 日后改为 0.25～0.5mg,每日 1 次。

(2)甲地高辛,每次 0.1g,每日 3 次,口服,2～3 日后改为每次 0.1g,每日 1 次。

(3)洋地黄毒苷,每次 0.1mg,每日 3 次,口服,2～3 日后改为每次 0.1g,每日 1次。

3.利尿

(1)排钾利尿药:使用时应同时补钾。

(2)依他尼酸钠:每次 25mg,每日 1～2 次,静脉或肌内注射。

(3)呋塞米:每次 20～40mg,每日 2 次,静脉或肌内注射。

(4)布美他尼(丁尿胺):每次 0.5～2mg,每日 1～2 次,静脉注射,多用于顽固性水肿。

(5)氢氯噻嗪:每次 25mg,每日 2～3 次,口服。

(6)氯噻酮;每次 0.1g,每日 1～2 次,口服。

(7)保钾利尿药:一般与排钾利尿药合用,单独应用时可发生高血钾。

(8)氨苯蝶啶:每次 25mg,每日 3 次,口服。

(9)螺内酯:每次 20mg,每日 3 次,口服。

4.扩张血管

(1)硝酸异山梨酯(消心痛),每次 5～10mg,每日 3 次,口服。

(2)硝酸甘油 2～3mg,加入 5%～10%葡萄糖注射液 100～200mL 中,开始以 5～10μg/min静脉滴注,可逐渐加至 40～50μg/min。

(3)酚妥拉明 10～20mg,溶于 5%～10%葡萄糖注射液 100mL 中,以 0.1～0.2mg/min 的速度静脉滴注,危重患者可用 1mg,自三通管中静脉注射,每 3～5 分钟 1 次。注意血容量。

(4)硝普钠 10mg,溶于 5%～10%葡萄糖注射液中静脉滴注,开始为 10～15μg/min,可逐渐加大至 100μg/min。注意血压与防止胎儿窒息。

(5)肼屈嗪,每次 25mg,每日 3 次,口服。

(四)其他治疗

1.严格卧床休息,半坐卧位,或抬高床头。

2.吸氧:咳泡沫痰者,可使氧气通过 75%乙醇后吸入。

3.镇静:小剂量哌替啶不仅能镇静、止痛,抑制过度兴奋的呼吸中枢及扩张周围血管,减轻心脏前后负荷，且可抗心律失常。

4.抗心律失常：可用利多卡因或普萘洛尔（心得安）每次 10mg，每日 3 次，口服。

第二节 妊娠合并高血压

孕前或妊娠 20 周前血压升高至 140/90mmHg 者称妊娠合并原发性高血压，容易并发妊娠高血压综合征（简称妊高征）、胎盘早剥、产后出血、心肾功能不全等严重并发症。原发性高血压孕妇的胎儿易发生宫内发育迟缓、早产、死胎及新生儿死亡。本病多属中医学“子眩”“心悸”等病症的范畴，多因情志失调，饮食不节，内伤虚损，加之孕后阴血聚以养胎，导致阴阳失调而发病。

一、诊断要点

有高血压家族史；妊娠前血压为 140/90mmHg 或以上；妊娠 20 周以前血压为 140/90mmHg 或以上；妊娠期血压高达 200/120mmHg 而无水肿、蛋白尿或自觉症状；产后 6 周以后血压仍持续在 140/90mmHg 或以上；在原有高血压的基础上，收缩压升高≥30mmHg，舒张压升高＞15mmHg，并有蛋白尿及明显水肿时为高血压合并妊高征；眼底有不同程度小动脉痉挛，动静脉压迹，视网膜渗血或出血。

二、鉴别诊断

（一）妊高征

妊娠 20 周以后出现高血压、蛋白尿、水肿等综合征，随妊娠终止而消失。

（二）妊娠合并慢性肾炎

妊娠前即有急、慢性肾炎史，妊娠早期即有水肿、蛋白尿。尿检验有红细胞、管型；眼底检查除动脉硬化外，视网膜尚有棉絮状渗出物或出血。产后症状及体征可减轻。

三、治疗

高血压伴有脏器损害，不宜继续妊娠。妊娠期注意休息和营养，低盐饮食。加强产前检查，给予镇静、降压治疗，可参见“妊高征”。无合并症者应于孕 38 周住院待产。

合并妊高征时应立即住院治疗。妊娠 34 周后出现妊高征时，应积极降压、解痉、镇静治疗，孕 36 周后即终止妊娠。如收缩压高于 200mmHg，易发生颅内出血，应积极终止妊娠。

四、预防

保持心情舒畅，注意休息和睡眠，左侧卧位休息以改善胎盘灌注情况，避免不良精神刺激，并创造环境安静、光线柔和的治疗和休息场所，防止病情加重。加强营养，在孕中、晚期增加蛋白质、维生素及叶酸的摄入。应避免进食过多食盐，尤其在严重水肿时须加以控制。避免声光刺激，绝对卧床休息，禁探访。定期进行产前检查，直到分娩。

第三节　妊娠合并病毒性肝炎

病毒性肝炎是妊娠伴发肝脏疾病中最常见的一种，也是孕妇黄疸最常见的病因。现已知以肝炎为主要表现的病毒最少已有5型，分别称甲(HAV)、乙(HBV)、丙(HCV)、丁(HDV)，戊(HEV)或A,B、C、D、E型病毒。据国内外文献报道，发病率为0.025%～1.6%。急性病毒性肝炎可发生在妊娠各期，一般认为在妊娠中期合并肝炎的发病率比早孕时为高，且病情较重，甚至造成母子死亡。各型肝炎急性期表现均类似，重要差别在传染途径、潜伏期长短，尤其是长期预后及对胎儿、婴儿的影响。由于妊娠加重了肝脏负担，特别是妊娠晚期如合并妊高征时，由于小血管痉挛，肝血流量减少，肝脏缺血，易引起肝脏大块坏死性病变，严重威胁母子生命，肝炎孕妇病死率高达54%，而非孕期则为26%。当分娩时体力的消耗、出血、手术创伤和麻醉更加重产妇肝脏负担，特别因出血而导致血流动力学的改变，使脏器组织的循环血流量减少，引起肝脏缺氧和新陈代谢障碍，也促使肝细胞坏死，因此妊娠与分娩均能使肝炎病情加重。妊娠期间病毒性肝炎重型患者的发病率及病死率均为1.7%～10.4%，妊娠早期发生病毒性肝炎患凝血功能障碍，易导致产后严重出血。患病毒性肝炎的孕妇容易发生流产、早产、死胎、死产及新生儿死亡。乙型肝炎可通过胎盘、母血、羊水、唾液、乳汁垂直传播胎儿，母亲HBsAg阴性，其新生儿约50%亦为阴性；母亲HBeAg阴性，新生儿多为HBsAg长期携带者。甲型肝炎对胎儿无影响，丙型肝炎类似乙型肝炎对胎儿的影响，孕妇感染后多病情较重，胎儿多数死亡。中医认为妇女怀孕期间，由于胎内积热，容易阻碍中焦，脾胃受伤则湿热蕴积而不得外泄，熏蒸肝胆即生本病。

一、诊断要点

(一)分类

病毒性肝炎分甲、乙、丙、戊型四种。从流行及预后方面，可将肝炎分为两类，一类包括甲型和戊型，主要经粪—口途径传播，有季节性，可引起暴发流行，很少转为慢性；另一类包括乙型、丙型，主要经血液传播，无季节性，多为散发，常转为慢性。

(二)急性期表现

各型肝炎急性期表现均类似，重要差别在传染途径、潜伏期长短，尤其是长期预后及对胎儿的影响。急性期主要表现为乏力、食欲减退、恶心、呕吐、肝大及肝功能损害。部分患者可有黄疸及发热，隐性传染较常见。

(三)持续性表现

持续的恶心、呕吐、高热，黄疸进行性加深，肝浊音界明显缩小，化验血清丙氨酸氨基转移酶(ALT)。

(四)消化道症状

近期突然出现消化道症状，表现为乏力、恶心呕吐、食欲减退、腹胀、腹泻、肝大有压痛。

(五)体格检查

发现肝大,有触痛,肝区有叩击痛,部分患者脾大。

(六)辅助检查

ALT、天冬氨酸氨基转换酶(AST)、血清胆红素明显上升。

(七)接触史与病史

有肝炎患者的接触史,接受输血、注射血液制品的病史等。

(八)肝炎病毒抗原抗体系统的检查

1.HAV

在有肝炎的临床症状及体征时如 ALT、AST 增高,同时血清中抗 HAV－IgM 阳性即可诊断为甲型肝炎。

2.HBV

有 HBsAg、HBeAg、抗 HBs、抗 HBc、抗 HBe 5 种抗原抗体检查,且各有不同的临床意义。

3.HCV

有丙型肝炎抗体存在时可确诊。

二、鉴别诊断

(一)甲型肝炎

绝大多数急性发作,很少变成慢性肝炎。

1.消化道症状

恶心、呕吐、食欲缺乏、胃脘不适和腹泻等,如果在孕早期发病,易与妊娠反应相混淆,但甲型肝炎呕吐后可减轻,且有消瘦、肝脾大、黄疸和血转氨酶升高表现。

2."类感冒"症状

体温上升,寒战,头晕,头痛,全身酸痛等。

3.自主神经紊乱症状

无力,易疲劳,易激动,失眠,多梦等。

4.黄疸

黄疸型者有小便黄赤,巩膜黄染,严重者皮肤变黄,血胆红素升高,尿胆红素阳性。

5.肝脾表现

肝脾大,肝区疼痛和叩击痛。

6.血转氨酶

血转氨酶升高。

7.全身表现

部分患者可出现皮肤瘙痒和荨麻疹。

(二)乙型肝炎

(1)急性期临床表现与甲型肝炎相似。

(2)慢性活动性肝炎:有乙型肝炎病史,或急性肝炎迁延超过半年而仍有明显症状;肝大,质地较硬,肝病面容,肝掌,蜘蛛痣和脾大;血转氨酶持续或反复增高,浊度试验阳性,血清蛋白/球蛋白比例异常;可有关节炎、脉管炎或皮疹等肝外症状。

(3)慢性迁延性肝炎:肝炎病史超过半年,病情较轻,间有血转氨酶轻度升高,患者可有疲乏、消化不良,但一般情况较好。

(4)乙肝携带者:仅 HBsAg 阳性,或有 HBeAg 或抗 HBc 阳性,血转氨酶正常,患者无明显不适,但仍有传染性。

(三)丙型肝炎

临床表现与乙型肝炎相似。大部分患者无临床症状,为临床亚型感染。临床型患者约半数成为慢性肝炎。

(四)戊型肝炎

病情较重、中毒症状较重,肝大明显,右季肋部疼痛。容易成为重症肝炎,出现肝性脑病、肝肾综合征。孕妇病死率较高,多发生于孕晚期或产后早期。

(五)诊断

与非妊娠期病毒性肝炎诊断方法相同,甲型和戊型肝炎有流行史,水源污染、食物不洁和食物未煮熟等;乙型和丙型肝炎则多有输血、注射、手术和性接触史,妊娠期肝炎如临床症状较轻容易被忽视;发生于孕早期容易与早孕反应相混淆,因此诊断时除了临床表现之外,应做血转氨酶检查,并排除其他原因引起的肝炎,各型病毒性肝炎应做相应检查确诊。

(六)肝炎对妊娠的影响

1.甲型肝炎

甲肝对孕妇的影响并不比非孕妇严重,发展成为重症肝炎仅 1%左右,极少因甲肝造成孕产妇死亡,预后良好。孕早期甲肝容易导致流产,而发生于孕晚期则早产率较高,围生儿病死率是总体围生儿的 4 倍。

2.乙型肝炎

孕产妇病死率是非孕妇的 3 倍。乙肝发生于孕早期,可加重早孕反应,发生于孕晚期容易并发妊高征、早期破膜、产力异常和产后出血。乙肝对胎儿和新生儿的影响包括流产、早产,死胎,新生儿窒息和新生儿病死率明显增高;孕早期感染严重者,有引起染色体畸变而致畸胎的可能;母—胎垂直传播。

3.丙型肝炎

对母胎的影响与乙型肝炎相似。

4.戊型肝炎

重症肝炎和孕妇病死率较高,容易并发凝血功能障碍和产后出血。围生儿病死率明显增高,新生儿体格、智力发育也较迟缓。

(七)病毒性肝炎与其他肝病的鉴别

1.妊娠剧吐引起肝损害

妊娠剧吐发生在妊娠早期,可引起腹腔积液、尿少、消瘦、黄疸、酸中毒、尿酮体阳性等,有时 ALT 和碱性磷酸酶(AKP)轻度升高,但经治疗后恢复快。妊高征引起的肝功能损害常发生在妊娠晚期,有高血压、水肿、蛋白尿,可有 ALT 的升高,尿酸升高。而肝炎无高血压和眼底小动脉痉挛现象。

2.妊娠期急性脂肪肝

少见，但多见于年龄较轻的初孕妇，妊娠末期突有剧烈、持续的呕吐，有时伴上腹痛，数日后出现黄疸，可并发DIC、肾衰竭、重度低血糖、代谢性酸中毒等，应与急性黄疸型病毒性肝炎鉴别。肝穿肝小叶呈弥散性脂肪变性，但无肝细胞广泛坏死，超声检查有典型的脂肪肝波形。ALT升高不如重症肝炎明显，直接胆红素定量≥171μmol/L(10mg/dL)，而尿中胆红素阴性。

3.妊娠期肝内胆汁淤积症(ICP)

无肝炎的前驱症状如发热、恶心、呕吐、肝痛等，全身情况良好，表现皮肤瘙痒或合并有黄疸，胆红素、ALT轻度升高或胆酸明显升高，常随分娩终止而瘙痒、黄疸消退，肝功能恢复正常。

4.药物性肝炎

表现和病毒性肝炎相似，出现ALT升高及黄疸，但无肝炎接触史及典型肝炎症状，黄疸常在用药后1～4周发生，停药后4～8周恢复。血清学检查不支持肝炎，同时有用药史、皮疹、皮肤瘙痒、蛋白尿、关节痛和嗜酸性粒细胞增多等表现，停药后症状迅速消退。

三、治疗

孕期应注意营养，进食富含蛋白质、糖类及维生素的食物，注意饮食卫生，防止病从口入。适量补充葡萄糖。护肝药物如葡醛内酯(肝泰乐)每日3次，每次0.1～0.2g，口服。肌苷，每日3次，每次0.1～0.2g，口服。避免与肝炎患者或带病毒者接触，一旦接触后应及时注射高效价免疫球蛋白(HIG)或乙型肝炎免疫球蛋白(HBIG)及乙型肝炎疫苗。妊娠期如发现丈夫有乙型肝炎或携带HBV，应禁止性生活；孕妇为肝炎或病毒携带者，应注意个人用具的消毒隔离。肝功能差者，如妊娠≤3个月，以终止妊娠为宜；>3个月者，则应尽量采用支持疗法，但如病情加重，则亦应终止妊娠。由内科、产科共同拟订治疗计划，加强护肝；多用维生素、少进脂肪，不用对肝脏有损害的药物。重者住院治疗。产时配好新鲜血，选用适当的凝血药物和维生素K，注意休息及进食，以保护产力，防止滞产。尽量争取阴道分娩，必要时行助产术缩短第二产程，产后注射宫缩药防止产后流血；产褥期选用对肝脏无损害的抗生素预防感染。尽量不哺乳，避免用雌激素退奶。孕母乙型肝炎阳性者，新生儿应留脐血检查乙型肝炎二对半，并在24小时内、1个月、6个月各注射乙型肝炎疫苗和HBIG 1mL防止感染。

四、预防

轻型肝炎，无论发生于妊娠早、中或晚期，均无大的不良影响，可继续妊娠。重型肝炎，无论采用何种终止妊娠的方法，均可加重病情，故应先治疗肝炎，使病情缓解后才考虑终止妊娠。进食高糖、高蛋白、高热量、低脂肪食物，以保证营养，但要注意适度。禁食生冷、油腻、辛辣食物，不吃油炸、坚硬的食物，避免损伤脾胃。

急性肝炎早期应强调卧床休息，至症状明显改善、肝功能显著好转后可开始起床活动，一般恢复较顺利者至少需全休3个月，通常在病后3～6个月不宜参加重体力劳动或剧烈运动，以巩固疗效，防止病情反复。

慢性肝炎症状较明显时，以休息为主，可做少量轻微活动，随症状减轻，可适当增加活动量，但以不产生疲劳为度。肝大小和肝功能恢复正常后，可逐步由轻工作过渡到正常工作，但日常生活应有一定规律，切忌过劳。

急性病例的隔离期自发病日起至少30天，在30天后如病情仍在活动，则应继续隔离。慢性迁延性肝炎和慢性活动性肝炎的活动阶段最好也予以隔离，并将用过的物品予以消毒。平时也应积极预防，养成良好的卫生习惯，以免再次感染。

各型肝炎在疾病活动期应暂停性生活，在病情相对稳定后亦应有所节制，同时乙肝病毒可存在于精液、经血及阴道分泌物中，夫妻之间可借性生活相互传播。

第四节　妊娠合并贫血

贫血是妊娠期常见的并发症之一，孕妇血红蛋白低于100g/L时，或红细胞计数≤3.5×10^{12}/L，或血细胞比容≤30%时，均可诊断为妊娠期贫血。临床以妊娠合并缺铁性贫血最多见，妊娠合并巨幼细胞贫血次之，妊娠合并其他类型之贫血者少见。妊娠期合并贫血，较严重的可引起流产、早产、胎儿宫内发育迟缓、胎儿窘迫、死胎等，并可导致贫血性心脏病，分娩时易发生宫缩乏力、产后出血及产褥期感染等。中医学认为本病发生多因饮食失调或脾胃虚弱，气血不足或长期失血，妊娠失养，使阴血亏损所致。

一、诊断要点

(一)病史

患者往往有慢性失血史、痔、月经过多等，慢性消耗性疾病史及慢性消化道系统疾病史，孕期有阴道出血或消化道、呼吸道出血史，偏食、孕吐、胃肠功能紊乱史，服用化学药物如氯霉素等及放射线接触史。另外，肾功能不全、感染、恶性肿瘤等疾病抑制骨髓造血功能均可出现贫血。

(二)症状

妊娠期贫血多始自孕12周末，如不及时治疗可逐渐加重，至30周时，血红蛋白下降明显。早期或轻症患者常无特殊症状，此时常因影响酶系统功能而出现疲倦、乏力、脱发、指甲异常、光面舌炎等。重度贫血可有皮肤黏膜苍白、体倦乏力、头晕耳鸣、食欲缺乏、失眠多梦、腹胀腹泻等症状，甚者可出现水肿、腹腔积液、心力衰竭。

(三)缺铁性贫血

表现为皮肤与黏膜苍白，头晕，眼花，水肿，疲劳乏力，口角浅裂，食欲缺乏，皮肤及毛发干燥，重度贫血时，可有全身水肿、心力衰竭、昏厥等。

(四)巨幼细胞贫血

常于妊娠晚期发作，贫血程度较重，血红蛋白常低于50g/L，表现为面色苍白，食欲减弱，消化不良，呕吐，腹泻，水肿，偶有发热，脾大，起病急，常伴舌炎。

(五)再生障碍性贫血

主要表现为有出血倾向，皮肤黏膜出血、鼻出血，易发生感染。

(六)溶血性贫血

急性溶血可突发寒战、高热、腰背酸痛、气促、乏力、烦躁，也可出现恶心、呕吐、腹痛等胃肠道症状。慢性贫血除贫血的一般症状外，可有不同程度的黄疸、肝脾大。

(七)其他类型的贫血

患者的临床症状除一般临床表现外,多伴有原发疾病的症状。

(八)诊断

孕妇血红蛋白<100g/L时,或红细胞计数≤3.5×10^{12}L,或血细胞比容≤30%时,即可诊断为妊娠合并贫血。

1.临床表现

临床表现有面色苍白,乏力,水肿,心悸气短,头晕目眩,耳鸣,腹胀,食欲缺乏。

2.血涂片显示小红细胞型低血红蛋白性贫血

红细胞平均体积(MCV)<(90±10)fl[(90±10)/cm^3];血清铁下降≤10.7μmol/L(60mg/dL);总铁结合力(TIBC)增高>5μmol/L(300μg/dL),运铁蛋白饱和度(血清铁/总结合力)<0.15~0.16(15%~16%);血清铁蛋白测定能准确反映铁的储备量,一般不需再做骨髓穿刺。

二、治疗

(一)妊娠合并缺铁性贫血

1.营养指导

妊娠期给予营养指导,适当多食含铁及维生素丰富的食物,如肉类、蛋类、青菜等。

2.病因治疗

如尿路感染,由于炎症阻断了铁从储存处释放至血液的通路,因而影响了骨髓中血红蛋白的合成。

3.补充铁剂

(1)妊娠后期常规口服硫酸亚铁,每次0.3g,每日1次,或其他铁剂作为预防。

(2)确诊后,用硫酸亚铁每次0.6~0.9g,每日3次,同时加服维生素C以促进铁的吸收,饭后口服。如反应严重,可改服10%枸橼酸铁铵每次10~20mL,每日3次。一般服药4~6周即逐渐恢复正常。

(3)严重缺铁性贫血已接近妊娠晚期需迅速纠正,或口服药反应过重者可改用注射铁剂,如右旋糖酐铁每次50mg,每日1次,肌内注射。如无反应,加至每次100mg,每日1次,肌内注射。或山梨醇铁每次50~75mg,每日1次,肌内注射。应注意可能发生过敏性休克,应严格掌握,慎用注射铁剂。

(4)妊娠后期,若血红蛋白(Hb)≤60g/L,考虑少量多次输红细胞或全血,以防心力衰竭。血浆蛋白过低者,输入体清蛋白。分娩时注意预防产后出血,可在胎儿前肩娩出时静脉注射缩宫素10U或麦角新碱0.2mg。如出血多,应立即输血。

(5)产后常规应用广谱抗生素和补充铁剂。

(二)妊娠合并巨幼细胞贫血

1.营养指导

嘱孕妇加强营养,合理安排饮食。

2.药物治疗

(1)叶酸:每次5~10mg,每日3次,口服。或每日5~10mg,为预防性用药,持续至分娩后1个月。

(2)维生素 B_{12}：每次100mg，每日1次，肌内注射。

(3)常伴缺铁性贫血，故同时补充铁剂。

(三)妊娠合并再生障碍性贫血

主要参见内科再生障碍性贫血治疗，产科处理要点如下。

一是再生障碍性贫血的患者应避孕，若≤3个月妊娠，给予人工流产；>3个月妊娠，可考虑继续妊娠。二是妊娠期应特别注意有无感染存在，应及时给予抗生素。三是多次小量输血，积极纠正贫血。四是高蛋白饮食，补充足量的维生素C、叶酸、维生素 B_{12}。五是分娩方式尽量争取阴道分娩，适当缩短第二产程，产后及时应用宫缩药，预防产后出血。临产时要配好血，以备必要时用。六是产后给予抗生素，以防感染。七是妊娠骨髓移植，专家意见不一，移植术本身的干扰有引起流产、早产或胎死宫内的可能。八是对用铁剂、叶酸、维生素C及维生素 B_{12} 治疗均无效的贫血孕妇，均应警惕再生障碍性贫血的可能。

三、预防

纠正偏食、挑食等不良习惯，尤其是不要偏吃糖类和脂肪食品，此类食品容易引起饱腹感，因黏腻肥甘，容易阻滞脾胃消化功能，影响其他食品的摄取量和营养素的吸收，不利于贫血和全身营养状况的改善。

一般慢性贫血患者由于心肌代偿功能建立，即使血红蛋白低于60g/L，仍可无明显症状，此时不需要绝对卧床休息。因急性失血造成的贫血，症状比较明显，应限制下床活动，以免发生昏厥摔伤。

贫血患者多有食欲缺乏、消化不良，故宜少食多餐。在食物的烹调上除注意色、香、味、形外，还要把饭菜做熟、做烂，如制成肉末、肉汤、肉泥、蛋羹、菜泥、果泥等，以利于营养素的吸收。

病后痊愈中的患者，出现贫血症状时，应中止清淡饮食，并逐渐改善膳食的质和量，增加鱼类、肉类、蛋类、动物内脏等撤入，否则难以纠正贫血状况。

严格控制使用有损造血系统的药物，必须使用时要定期检查血常规，及时采取适当措施。

锻炼要量力而行，不可过于疲劳，防止出血、感染及体力消耗。注意休息，切忌劳累。

第五节　妊娠合并糖尿病

糖尿病是一种多基因遗传内分泌代谢性疾病，有家族遗传倾向。妊娠合并糖尿病多数是在妊娠期通过葡萄糖筛查才发现的，发生率2%左右。糖尿病孕妇易并发妊娠高血压综合征、羊水过多、难产及产后出血感染等。围生儿则易发生巨大胎儿、死胎、死产、畸形、新生儿低血糖、呼吸窘迫综合征(RDS)等，故围生儿病死率较高。本病属中医学"消渴"范畴，多因素体阴虚，复因饮食不节、情志失调、劳欲过度所致，以阴虚燥热为基本病机。妊娠前既往有糖尿病，或孕前为隐型糖尿病，孕后发展为临床糖尿病，或妊娠后发现糖尿病者，称为妊娠合并糖尿病。妊娠期首次发生或发现糖尿病者称为妊娠糖尿病。糖尿病是一种多基因遗传的内分泌代谢性疾病，妊娠期由于胰岛素分泌量需求增多，或由于孕期抗胰岛素因素增多，如绒毛生长激素、雌激素、孕激素、肾上腺皮质激素及胎盘膜胰岛素酶的抗胰岛素作用，可使降解糖的作用减弱，而在孕中、晚期出现糖尿病。孕前胰岛素功能障碍者，妊娠后糖代谢功能下降，从而可使原有的糖尿病加重。当病情加重时，常可发生酮症酸中毒，而易引起流产、早产，同时易发生妊高征、羊水过多等，产科感染率亦明显高于正常妊娠产妇。妊娠合并糖尿病对胎儿影响也较大，易导致巨大儿、畸形儿、胎儿宫内发育迟缓、胎死宫内等，新生儿围生期病死率也较高。

一、诊断要点

(一)病史

常有糖尿病家族史、患糖尿病病史、异常妊娠分娩史，以及久治不愈的假丝酵母菌阴道炎、外阴炎、外阴瘙痒等病史。

(二)症状

孕期有多饮、多食、多尿症状，随妊娠体重增加明显，孕妇体重≥90kg。

(三)早孕期

早孕期易发生假丝酵母菌感染、妊娠剧吐。

(四)尿糖检查

尿糖检查呈阳性。

(五)葡萄糖筛查试验

空腹口服 50g 葡萄糖，1 小时后抽血查血糖＞8mmol/L(140mg/dL)者做糖耐量试验确诊。

(六)口服葡萄糖耐量试验(OGTT)

糖筛查阳性者，行 75g 糖耐量试验。禁食 12 小时后，口服葡萄糖 75g，测空腹及服糖后 1 小时、2 小时、3 小时 4 个时点血糖，正常值为 5.6mmol/L、10.5mmol/L、9.2mmol/L、8.1mmol/L，即 100mg/dL、190mg/dL、165mg/dL、145mg/dL。若其中有任何 2 点超过正常值，可诊断为妊娠期糖尿病，仅 1 点高于正常值，诊断为糖耐量受损。

(七)眼底检查

视网膜有改变。

(八)分类

糖尿病按国际通用 White 分级法分类，以估计糖尿病的严重程度。

空腹血糖正常，OGTT 异常，仅需饮食控制，年龄及病程不限；成年后发病，年龄≥19 岁，病程＜10 年，饮食治疗及胰岛素治疗；10～19 岁发病，病程 10～19 年；＜10 岁发病，病程≥20 年，或眼底有背景性视网膜病变，或伴发非妊娠高血压综合征性高血压；盆腔血管病变；肾脏病变；增生性视网膜病变；冠状动脉粥样硬化性心脏病。

二、鉴别诊断

需与孕期生理性糖尿病鉴别，发生率 10%～20%，因暂时性肾阈降低而有糖尿，但血糖正常，可疑时测定空腹血糖和糖耐量试验确诊。

三、治疗

糖尿病患者并发严重心血管病变、肾功能减退或眼底病变不宜妊娠；器质性病变较轻或控制较好的可在适当时机妊娠，但要严密监护母子情况；和内科、眼科医师一起了解孕妇心肺功能，眼底情况，勤做产前检查，必要时提前住院；积极发现和治疗妊高征。

控制血糖在 6.7mmol/L(120mg/dL)以下，围生儿病死率最低，胰岛素量根据血糖调整。每日热量为 150kJ/kg(36kcal/kg)左右，其中糖类占 40％～50％，脂肪和蛋白质各为 25％～30％，适当补充维生素、钙及铁剂等。

密切监测胎儿生长、胎盘功能情况，排除胎儿畸形。一般认为妊娠 36 周的胎儿宫内死亡的发生率逐渐增加，故糖尿病孕妇应在妊娠 35 周左右住院，在严密观察下待产，宜孕 37～38 周分娩。若胎盘功能减退或孕妇病情加重需提前终止妊娠，要做 L/S 比值、PG 测定和泡沫试验，以了解胎儿肺成熟度，糖尿病孕妇的新生儿易发生 RDS，以 L/S 值 2.5～3.5 示肺成熟，未成熟者于羊膜腔内注射地塞米松为理想。

巨大胎儿有相对头盆不称，产程长或引产不顺利，有死胎、死产或血管病变。产妇病情重应考虑剖宫产，否则尽量阴道分娩，应行阴道助产缩短第二产程，严格无菌操作，及早使用抗生素。产时、产后适当减少胰岛素，警惕低血糖。

无论孕周多少，所有新生儿均按早产儿处理，防止 RDS、低血糖、低血钙，根据血糖结果早喂糖水。产后用抗生素预防感染。

第六节　妊娠合并甲状腺功能亢进

妊娠合并甲状腺功能亢进是一种自身免疫性疾病，常由于精神刺激诱发，有家族遗传倾向。由于甲状腺激素分泌过多，产生多方面的影响，使神经，肌肉的兴奋性刺激增加，抑制垂体促性腺激素的作用，以及影响三羧酸循环的氧化磷酸化过程，能量不能以腺苷三磷酸(ATP)的形式予以储存而消耗殆尽，故在妊娠期间常引起流产、早产，胎儿宫内发育迟缓、死胎，妊娠高血压综合征，产时子宫收缩乏力和产后感染等。抗甲状腺药物通过胎盘进入胎儿体内，可引起胎儿甲状腺功能减退(简称甲减)、甲状腺肿和畸形。甲状腺抗体中的一种免疫球蛋白(LATS)进入胎儿体内可引起新生儿甲亢，出生后 3～4 周消失，故应引起临床的重视。中医学认为，本病主要是因情志不畅，肝郁脾虚、水湿不化或肝郁化火，煎熬津液，凝集成痰，气痰交阻于颈前而发病。早期以肝火亢盛、气痰瘀结为主，日久伤阴，则出现心肝阴虚、肾阴不足之证。

一、诊断要点

(一)病史

多有甲亢病史。

(二)临床表现

食欲亢进，乏力，怕热，多汗，体重下降，易紧张急躁，心动过速，突眼，手指震颤。

(三)体征

甲状腺肿大，可触及震颤，听到血管杂音，突眼，手指震颤，有时血压增高。

(四)甲状腺激素检查

1.血清总甲状腺素(TT)

明显＞(64～167)nmol/L。

2.血清三碘甲状腺原氨酸(TT_3)

明显≥(1.8～2.9)nmol/L。

3.血清游离 T_3、T_4(FT_3、FT_4)

FT_3 明显≥(6.0～11.4)μmol/L;FT 明显≥(18～38)μmol/L。

4.血清蛋白结合碘(PBI)

PBI 0.8～1.92μmol/L。

5.甲状腺素结合球蛋白(TBG)

明显≥(13～25)mg/L。

6.基础代谢率(BMR)

BMR＞＋30%。

二、治疗

(一)病史

甲亢孕妇无甲亢性心脏病和原发性高血压时可以继续妊娠。应由内科、产科医师共同监护母婴情况,每 1～2 个月复查甲状腺功能,根据甲状腺功能调整抗甲状腺药物用量,用量宜小,以丙硫氧嘧啶为首选。至于是否合用甲状腺素片防止胎儿甲状腺肿及甲减,目前认为价值不大。

(二)手术治疗

对甲状腺明显肿大而有压迫症状,或经药物治疗不能控制,或怀疑癌变时可考虑手术治疗。术后补充甲状腺片,防止甲减和流产。

(三)孕期保健及胎儿监护

加强孕期保健及胎儿监护。

(四)产时处理

适当应用镇静镇痛药物,吸氧;注意热量、水分的补充;尽量争取阴道分娩,病情较重者给予手术助产,缩短第二产程。

(五)产后处理

预防子宫收缩乏力所致的产后出血;预防产后感染;产后仍继续服用甲状腺药物者不宜哺乳,因抗甲状腺药物可经乳汁排出而引起新生儿甲状腺功能损害。

(六)甲亢危象

因某些诱因如精神刺激、分娩、手术、产后感染等都可导致甲状腺素突然大量释放,症状急剧恶化而致甲亢危象,故分娩前后要注意此症。

1.甲亢危象表现

心率为 140～160/min,体温≥39℃,伴有烦躁不安、谵妄、嗜睡、昏迷等精神症状;部分患者出现恶心、呕吐、腹泻、黄疸、脱水,甚至发生肺水肿、心力衰竭。

2.甲亢危象治疗

(1)碘化钠:1～2g 加入 10%葡萄糖注射液 500mL 静脉滴注。

(2)丙硫氧嘧啶:1g/d,鼻饲。

(3)氢化可的松:300～600mg/d,静脉滴注。

(4)吸氧,物理降温,镇静,补充液体、电解质、维生素,控制感染。

(5)在心电监护下应用普萘洛尔控制心率。

三、预防

遵从医嘱,按时、按量服药,不可随意停药或改变药物剂量,需要减量或增加药量及其他药物时应征得医生的同意,以免引起意外发生。

每日进食的热量,男性至少 2400kcal,女性至少 2000kcal。多吃高蛋白、维生素丰富食物,年轻患者还需多吃脂肪类食物,少吃辛辣食物,如辣椒、葱、姜、蒜等。少吃含碘多的食品,尽量不吸烟喝酒,少喝浓茶咖啡。

患者特别注意心理情绪及精神生活水平自我调节,保持心情舒畅、精神愉快、情绪稳定。

家人及同事要同情安慰、理解关心患者,避免与患者直接冲突。

避免受风感冒,劳累过度,高度发热。

第七节　妊娠合并甲状腺功能减退

妊娠合并甲状腺功能减退简称甲减,分为原发性和继发性两种。原发性甲状腺功能减退分为地方性缺碘所致"呆小病"、散发性先天性"呆小病"、慢性淋巴性甲状腺炎(又称桥本病),手术后或放射治疗后甲减。继发性甲减是由垂体萎缩等垂体病或下丘脑功能障碍所引起,较为少见。甲状腺功能减退时,严重者可以闭经、不孕,轻者可以妊娠,但有可能发生流产、早产、宫内发育迟缓(IUGR),胎死宫内或胎儿出生后成为呆小病。中医学认为本病系先天禀赋不足,复因烦劳过度,或失治误治,损伤脾肾而成。

一、诊断要点

(一)病史

有甲减病史、甲状腺手术史。

(二)临床表现

疲乏无力,食欲缺乏,畏寒,黏液水肿,便秘,皮肤干燥,毛发脱落,反应迟钝,不孕,流产,早产,胎死宫内,新生儿死亡史等。

(三)化验检查

1.原发性甲减

TSH 升高; 游离 T_4 指数(FT_4I)降低; T_3、T_3树脂摄取值(RT_3V)下降。

2.继发性甲减

TSH 不高。

二、治疗

甲状腺片治疗，原发性者可应用 T_4，缺碘者补充碘剂；继发性者治疗原发病；高度监护胎儿，注意流产、早产、IUGR 的发生；临产后注意能量的补充，第二产程长应助产，并注意防止胎儿窘迫，做好新生儿抢救准备，手术中应预防性应用抗生素；追踪观察新生儿甲状腺功能，注意甲状腺大小和新生儿甲减体征。

三、预防

(一)筛查

建议在老年人或大于 35 岁的人群中每 5 年筛查 1 次，以便发现临床甲减患者；特别是孕期妇女、不孕症和排卵功能异常者；以及有甲状腺疾病家族史或个人史，症状或体检提示甲状腺结节或甲减、1 型糖尿病或自身免疫功能紊乱和希望妊娠的妇女，更需筛查。

(二)甲减的病因预防

1.呆小症

地方性的呆小症，胚胎时期孕妇缺碘是发病的关键。母体妊娠期服用抗甲状腺药物尽量避免剂量过大，用时加用小剂量甲状腺粉制剂，并避免其他致甲状腺肿的药物。

2.成人甲减

及时治疗容易引起甲减的甲状腺疾病，防止手术治疗甲状腺疾病或放射性^{131}I 治疗甲亢引起的甲减。

(三)早期诊断

早期及时有效的治疗，是防止甲减病情恶化的关键。早期采用中医药治疗可有效预防并发症的发生。注意生活调理，避免加重病情因素的刺激。

(四)重要措施

甲减病愈后机体尚处于调理阴阳，以“平”为期的阶段，此时的饮食，精神、药膳、锻炼、药物等综合调理，增强体质提高御病能力，是病后防止复发的重要措施。

(五)注意饮食

饮食以多维生素，高蛋白高热量为主。多吃水果，新鲜蔬菜和海带等含碘丰富的食物。

(六)其他

患者应动、静结合，做适当的锻炼。注意保暖。养成每天排便的习惯。

第八节　妊娠合并肺结核

妊娠合并肺结核有 2 种类型；活动性肺结核与非活动性肺结核。非活动性肺结核，或结核病变范围不大，肺功能无改变，对妊娠过程和胎儿发育无明显影响。如病变范围较广的活动性肺结核，尤其心肺功能不全者，妊娠分娩常使病情加剧甚至死亡。胎儿可因缺氧、营养不良导致发育迟缓或死胎，若结核菌破坏胎盘绒毛，进入胎体，可引起结核病。一般认为新生儿结核病多数由于母亲接触传染而来。中医学认为本病属“肺”的范畴。多因体质虚弱，气血不足及旁虫传染所致。

一、诊断要点

（一）症状

低热，全身不适，乏力，消瘦，盗汗，食欲减退，呼吸道症状有咳嗽、咳痰、咯血、胸痛、肺尖部可听到湿啰音。

（二）痰液检查

痰液涂片抗酸染色发现结核分枝杆菌，或痰液培养可找到结核分枝杆菌。

（三）X线检查

肺部可见结核病改变。

二、治疗

（一）活动性肺结核

活动性肺结核患者不宜结婚，已结婚者应指导避孕，抗感染抗结核治疗，待病灶稳定，2～3年后再考虑妊娠。

（二）孕期治疗

与非孕期基本相同，应由呼吸系统内科医师与产科医师协商处理。

1.一般治疗

注意休息，加强营养，供给高蛋白、多种维生素和富于矿物质的食物。住房通风良好，阳光充足。

2.抗结核药物

早期治疗，剂量充足，联合用药。

（1）一线用药：可选用异烟肼、乙胺丁醇、利福平。

（2）二线用药：可选用卡那霉素、利福平、乙胺丁醇。

（3）用药注意：早期妊娠首选异烟肼、乙胺丁醇，孕3个月后可应用利福平；链霉素、卡那霉素可通过胎盘，引起新生儿听力障碍，孕期慎用；利福平在动物实验中有致畸作用，故孕12周前避免使用。

3.手术治疗

病情需行肺部手术者，可在3～7个月施行。

4.终止妊娠指征

严重肺结核并有肺功能减低，估计不能耐受继续妊娠及分娩者。妊娠反应严重，经治疗无效者。肺结核必须用药治疗，对胎儿可能有影响者，宜在3个月以内终止妊娠。

（三）分娩期处理

如无产科指征，以经阴道分娩为宜，产程中注意产妇休息、营养，防止过度疲劳；手术助产应缩短第二产程，避免用力屏气而致肺泡破裂和病灶扩散。

三、预防

重症盗汗且长期卧床的患者，家属应注意加强护理，避免生压疮。还要注意观察患者的面色，神志，出汗量大小，如有特变要及时到医院检查；汗出多者，应勤换内衣，用干毛巾擦身，不可冒汗吹风，须防感冒；加强必要的体育锻炼，养成有规律的生活习惯，注意劳逸结合；患者的被褥、铺板、睡衣等，应经常清洗或晾晒，以保持干燥；在条件允许时，适当调节居住环境的温度与湿度；应经常洗澡，以减少汗液对皮肤的刺激。

第九节　妊娠合并急性肾盂肾炎

急性肾盂肾炎是妊娠常见的一种并发症，发病率占所有孕产妇的5%～8%，常常是细菌从膀胱向上扩散或通过血管与淋巴管直接感染的结果。妊娠期泌尿系统解剖生理的特殊变化，更有利于肾盂肾炎的发生，以妊娠晚期和产褥早期为多见。一般为双侧性，以右侧较明显。妊娠期肾盂肾炎有两种表现，一种是无症状性菌尿症，即菌尿确属存在，但无任何尿路感染的症状出现，是妊娠期急性肾盂肾炎发作的重要原因。此类患者占孕妇的4%～7%，容易被忽视，如不及时恰当处理，孕期中将有30%的人出现急性肾盂肾炎症状。有人认为无症状性菌尿症可引起贫血，20%菌尿症孕妇会发生早产、无脑儿、脊柱椎裂及脑积水。另一种为症状性肾盂肾炎，除菌尿以外，还有全身临床表现，严重者可发生中毒性休克。急性肾盂肾炎高热可引起流产、早产，妊娠早期还可致胎儿神经管发育障碍，故无脑儿的发病率远较正常妊娠者高。中医学认为本病属“妊娠小便淋痛”的范畴，由于膀胱气化不行，水道不利，导致膀胱气化不行。临床常有实热和阴虚的区别。本病多发生在妊娠后期。妊娠期由于内分泌的影响，输尿管扩张，蠕动减弱；同时子宫增大出盆腔后，输尿管受压，张力增加而扩张，由于子宫右旋，右侧输尿管扩张更为常见。此外，受增大的子宫压迫、膀胱位置改变，引起排尿不畅、尿潴留，易发生感染。孕期尿中尿糖、氨基酸等物质的排出增加，也利于细菌生长。主要致病菌为大肠埃希菌。妊娠合并急性肾盂肾炎病情严重者，可引起流产、早产，亦可发生妊高征。

一、诊断要点

寒战，高热，呕吐，全身不适，一侧或双侧腰部疼痛，尿频、尿急，尿痛及排尿不适，检查肾区压痛和叩痛。

患者既往有急性肾炎史或反复发作链球菌感染史，慢性肾炎病史或妊娠第20周以前曾出现血尿、蛋白尿、水肿等。

患者妊娠第20周前即出现蛋白尿、血尿、水肿，病情较重者血压升高，有时伴心脏扩大甚至心力衰竭。

肾功能减退后出现少尿、易疲劳、头痛，并可出现尿毒症。根据上述症状及实验室检查可做出诊断。

尿液检查有红细胞、白细胞、脓细胞及细菌，若高倍视野中白细胞超过 10 个或聚集成团，中段尿培养细菌数≥10^5/mL，则可诊断为尿路感染。

二、鉴别诊断

(一)膀胱炎

膀胱炎无发热和肾区叩痛。

(二)各种发热，如败血症等

尿液的检查有助于鉴别诊断。

(三)胆囊炎、阑尾炎等

一般多次尿液检查后常能明确诊断。

三、治疗

(一)常规治疗

卧床休息，多饮水，使尿量≥2L/d。高热呕吐时，静脉补液。

(二)药物治疗

抗生素控制感染，杀灭细菌。

1.氨苄西林(氨苄青霉素)：每次 1～2g，溶于 100mL 0.9%氯化钠注射液中静脉滴注 1～2 小时，每日 4 次，待体温正常后改口服 10～14 日；肌内注射为每次 0.5～1g，每日 4 次；口服为每次 0.5～1g，每日 4 次。

2.头孢菌素

(1)头孢噻肟：对肾功能有轻度影响。2～4g/d，溶于 5%～10%葡萄糖注射液或 0.9%氯化钠注射液中静脉滴注。

(2)头孢唑林(先锋林)：每次 0.5～1g，重症可每次 2g，每日 3～4 次，肌内注射或静脉滴注。

(3)头孢拉定(先锋瑞丁)：对肾无毒性。每次 0.5～1g，每日 4 次，口服；或 4～8g/d，静脉滴注。

(4)头孢曲松(菌必治)：对革兰阴性菌作用强，对耐第一代头孢菌素敏感。每次 1～2g，溶于 10mL 0.9%氯化钠注射液中，静脉缓慢注射，每 8～12 小时 1 次。

3.对青霉素过敏者可选用以下药物

(1)呋喃妥因(呋喃坦啶)：每次 100mg，每日 3～4 次，口服；或每次 100mg，每日 2 次，肌内注射。

(2)磺胺类药：复方磺胺甲恶唑每次 2 片，每日 2 次，口服。

4.以上抗生素治疗，体温下降后仍需继续用药 10 日以上，经多次尿培养阴性后始停药。

四、预防

肾功能不正常的孕妇，有的可在行透析治疗的条件下继续妊娠，否则应及早终止妊娠；避免使用对肾脏有损害的药物，如链霉素、卡那霉素、硝普钠、哌替啶等；避免受凉，防止呼吸道感染，同时要进行保护性隔离，以免受到传染；饮食宜清淡，不要过食辛辣燥热之品，以免助湿生热,加重病情;定期复查尿常规,必要时做尿培养,治疗要彻底,避免反复发作;合并重度妊娠高血压综合征者,应在妊娠后第36周前终止妊娠;保持皮肤清洁,每天用热水擦洗,不要用肥皂水和酒精;定期进行围生期检查,监测肾功能及胎盘功能;孕期注意外阴清洁卫生,尤其需要节制性生活;卧床休息,加强营养。多饮开水。

第十节　妊娠合并肝内胆汁淤积症

妊娠合并肝内胆汁淤积症(TCP)又称妊娠特发性胆汁淤积,是由于妊娠期雌激素水平的提高或对其敏感性增加,使胆红素在胆管排出受阻,形成肝内梗阻性黄疸。雌激素可增加微胆管通透性,使胆汁流量减少,胆酸排出受阻,使血胆酸浓度增高。胎盘绒毛间隙狭窄,胎盘血流灌注量不足,胎儿处于缺氧状态,宫缩开始后,胎儿处于急性缺氧状态而致死。血中胆酸增高,可引起子宫平滑肌的收缩而导致早产。患者胆石症的发生率亦比正常孕妇高。此病目前的发生率为2.3%～4.4%,故应引起足够重视。中医学认为本病属"黄疸"范畴,且多属阳黄,多因湿热搏结,熏蒸肝胆而成。

一、诊断要点

(一)瘙痒

多起于孕28～30周,部分为12～28周,呈全身性瘙痒,以躯干及双下肢为重,并随孕周增加而加重,重度瘙痒者夜间无法入睡,分娩后很快消失。

(二)黄疸

瘙痒出现数日后,部分患者出现黄疸,程度轻,持续到分娩数日后消失。

(三)其他症状

少数患者偶有恶心,呕吐,食欲缺乏及腹泻等。约1/4的患者可触及肝脏,部分患者胆囊容积扩大。

(四)实验室检查

ALT、AST正常或轻度增高,血清胆红素升高,但一般不超过85.5μmol/L(5mg/dL),AKP升高。血清胆酸和鹅脱氧胆酸较正常妊娠分别升高10倍及5倍,分娩时各升高20倍及10倍。血清胆酸测定是早期诊断本病最敏感的指标。

二、治疗

加强胎儿监护,定期做胎盘功能检查和宫缩激惹试验(CST),临产后注意胎心的变化;考来烯胺(消胆胺):每次4g,每日2～3次,口服;苯巴比妥:每次0.03g,每日3次,口服;维生素K:每次10～100mg,每日1次,静脉注射;间歇吸氧:每次30～60分钟,每日2次;产后给予宫缩药预防产后出血;因本病导致胎盘—血流量灌注不足,故在妊娠晚期易引起胎儿宫内窘迫,宜在妊娠38周结束妊娠,以提高胎儿存活率。

三、预防

目前尚无特效药物治疗，考来烯胺对止痒有一定效果，苯巴比妥不仅可以减轻瘙痒，还有助于夜间入睡，为了预防产后出血，产前可补充维生素K。

本疾病只有孕妇才会发生的特殊病症，患病率为2.3%～3.4%。为了预防产后出血，产前可补充维生素K。

注意患者胆酸浓度变化，一旦异常升高变化，及时迅速地配合医师终止妊娠，防止胎死宫内。

第十一节　妊娠合并急性阑尾炎

急性阑尾炎是妊娠期最常见的外科疾病，发病率为0.1%～2.95%，可发生于妊娠各期，但以前6个月最为多见。由于妊娠期腹腔组织疏松，毛细血管壁的通透性增高，大网膜与肠段被妊娠子宫推向上方，往往使炎症早期扩散，病情发展快，易发生穿孔及弥散性腹膜炎，其发生率为非孕期的1.5～3.5倍。且炎症波及子宫浆膜时，可诱发宫缩引起流产、早产；毒素吸收可导致胎儿缺氧甚至死亡。其临床症状和体征与非孕期亦有差异，易延误。故早期诊断，及时治疗殊为重要。本病属中医学“妊娠肠痈”范畴，多因孕妇摄生不慎，寒温乖违，饮食不节，情志过极，喜怒无常，以致脾虚气滞，运化失职，血气蕴结，化热为毒而成。

一、诊断要点

(一)病史

可有慢性阑尾炎病史。

(二)临床表现

起病时上腹或脐周不适，渐渐移至右下腹，妊娠中、晚期疼痛位置上移，伴有恶心，呕吐等不同程度的消化道症状，以及发热、寒战，头痛等全身症状；右下腹麦氏点或稍靠上处有压痛、反跳痛、肌紧张。妊娠晚期，阑尾向上向外移位，且可被增大的子宫遮盖压向后方，故压痛、反跳痛有时不明显；早期妊娠时，与非孕期患阑尾炎症状与体征类同。恶心、呕吐应与妊娠反应相鉴别；中、晚期妊娠时，腹痛开始于上腹部或腰部，在孕8个月时压痛点位置可达髂嵴上3～4cm处。如阑尾周围有粘连，也可不上升而位于子宫后方或外侧；经产妇由于腹壁松弛，随着增大子宫的移动，压痛点可以不固定而造成误诊；盆腔充血，大网膜上移，炎症难以局限化，易发生腹膜炎。肛门检查仅有直肠前壁或右侧处触痛；发热：疾病初期可低热，炎症加剧则持续高热。

(三)实验室检查

白细胞计数升高，中性粒细胞左移。

二、鉴别诊断

妊娠早期合并急性阑尾炎时，应与宫外孕、卵巢囊肿扭转、卵巢囊肿破裂、流产相鉴别；还需与输尿管结石、胃穿孔、十二指肠溃疡穿孔、胰腺炎等鉴别。

三、治疗

若诊断一旦明确，应立即手术；术中发现阑尾穿孔，引流要通畅，以防术后残余脓肿形成；术中取样行菌种培养及药敏检查备用；应用广谱抗生素控制感染；术后使用镇静药及子宫肌松弛药防流产、早产；若足月妊娠或虽未足月，估计胎儿产后能存活者，手术时难以暴露手术野时，可先行腹膜外剖宫产后再行阑尾手术；遇有阑尾穿孔并发弥散性腹膜炎、盆腔感染严重者，或有子宫感染时，应剖宫产加子宫切除，以减轻感染中毒症状，而且易于炎性渗出液的引流通畅。

四、预防

注意劳逸结合，避免暴饮暴食，特别是饱食后不要立即做跑、跳等剧烈运动；保持大便通畅，有便秘倾向的患者宜从饮食等方面进行调理，可以自我进行腹部按摩；饮食宜保持清淡，多食富含纤维的食物，以使大便保持通畅。

第十二节　妊娠合并急性胆囊炎与胆石症

妊娠期急性胆囊炎和胆石症的发病率仅次于急性阑尾炎。国外报道妊娠期急性胆囊炎的发病率为0.8%，70%合并胆石症。妊娠期在孕激素的作用下，胆囊及胆道平滑肌松弛致使胆囊排空缓慢及胆汁淤积；雌激素降低胆囊黏膜对钠的调节，使胆囊黏膜吸收水分能力下降而影响胆囊浓缩功能；加之胆汁中胆固醇成分增多，胆汁酸盐及磷脂分泌减少，有利于形成胆结石。妊娠是胆囊结石的重要诱因。临床上妊娠合并急性胆囊炎并不多见，是因为极少发生感染的缘故。胆囊炎和胆石症可发生在妊娠期任何阶段，以妊娠晚期更为多见。

一、诊断要点

有慢性胆囊炎或胆石症病史；右上腹持续性剧痛，向右肩背部放射，伴恶心，呕吐、寒战、发热，多于油腻饮食后发作；体格检查有右上腹胆囊点压痛、肌紧张、反跳痛等；偶有黄疸，严重时可发生中毒性休克。白细胞计数明显升高；以往可有胆囊炎或胆石症病史，或见有结石物；B超检查：可见胆囊增大，或见有结石物。

二、鉴别诊断

应与胃穿孔、胰腺炎等相鉴别。

三、治疗

禁食脂肪类食物，或禁食并放置胃管；补充液体和能量，并给予广谱抗生素控制感染。

四、预防

(一)注意饮食

食物以清淡为宜，进食应限于低脂肪、低蛋白、少量易消化的流食或半流食，随着病症的消退可逐渐加入少量脂肪及蛋白食物，如瘦肉，鱼、蛋、奶和水果及鲜菜等。少食油腻和炸、烤食物,禁食过冷过热的食物。一般以进低脂流质、半流质饮食为宜。

(二)避免精神刺激,保持心情舒畅、乐观,树立战胜疾病的信心

要做到心胸宽阔,心情舒畅。长期家庭不和睦,心情不畅者可引发或加重此病。

(三)改变生活方式

要改变静坐的生活方式,适当参加一些体育锻炼,增强体质,同时避免过度劳累及经常熬夜。

(四)体征检测

严密观察患者体温、血压,脉搏、尿量变化,高温时采用物理降温。

(五)定时排便

定时排便,保持大便畅通,因其能影响胆汁的排出而影响病情。

第七章 产科急症

第一节 羊水栓塞

羊水栓塞分娩过程中由于羊水及其内有形物质进入母体血液循环引起的肺栓塞、休克、弥散性血管内凝血、肾衰竭等一系列病理改变，是产科的一种少见而危险的并发症。为产科严重并发症，是孕产妇死亡的重要原因之一，是羊水进入母体循环后引起的一系列过敏反应，病因多为子宫收缩过强或呈强直性，宫内压力高，在胎膜破裂后，羊水由裂伤的子宫颈内膜进入母血循环所致。剖宫产或羊膜腔穿刺时，羊水可从手术切口或穿刺处进入母血循环。

一、诊断与鉴别诊断

(一)临床依据

临床表现：突发寒战、烦躁不安、咳嗽、气急、发绀呕吐等症。如羊水侵入量极少，则症状较轻，有时可自行恢复。如羊水混浊或入量较多时相继出现典型的临床表现。

1.呼吸循环衰竭

根据病情分为暴发型和缓慢型两种。暴发型为前驱症状之后，很快出现呼吸困难、发绀。急性肺水肿时咳嗽、吐粉红色泡沫痰、心率快、血压下降甚至消失。少数病例仅尖叫一声后，心跳呼吸骤停而死亡。缓慢型的呼吸循环系统症状较轻，甚至无明显症状，待至产后出现流血不止、血液不凝时才被发现。

2.全身出血倾

向部分羊水栓塞患者经抢救渡过了呼吸循环衰竭时期，继而出现 DIC。呈现以大量阴道流血为主的全身出血倾向，如黏膜、皮肤、针眼出血及血尿等，且血液不凝。

3.多系统脏器损伤

本病全身脏器均受损害，除心脏外肾是最常受损害的器官。由于肾缺氧，出现尿少、尿闭、血尿、氮质血症，可因肾衰竭而死亡；脑缺氧时患者可发生烦躁、抽搐、昏迷。

(二)检查项目及意义

1.X 线摄片：典型者可见双侧弥散性点片状浸润阴影，沿肺门周围分布伴右心扩大及轻度肺不张。

2.肺动脉或下腔静脉中取血而找到羊水成分可确诊。

3.DIC 实验室检查的依据

(1)血小板＜ 100×10^9/L 或进行性下降。

(2)纤维蛋白原＜1.5g/L。

(3)凝血酶原时间＞15s 或超过对照组 3s 以上。

(4)鱼精蛋白副凝(3P)试验阳性。

(5)试管法凝血时间>30min(正常 8～12min)。

(6)血涂片可见破碎的红细胞。

以上检查中有 3 项阳性方能诊断 DIC。

4.骤死病例:骤死病例唯有经过尸体解剖检查(尸检)方可确诊。肺组织切片检查可在微动脉及毛细血管内发现羊水内容物。如不能进行尸检,死后立即抽取右心血液,如能找到羊水内容物或用苏丹Ⅲ染色见红色脂肪球也可确诊。

(三)诊断思路和原则

1.重视病史:高龄产妇、经产妇、子宫收缩过强、急产、胎膜早破、前置胎盘、子宫破裂、剖宫产等是羊水栓塞的诱发因素。

2.根据典型的临床表现,迅速做出初步诊断并立即组织抢救。在抢救的同时进行必要的辅助检查,但决不能等待检查结果再进行处理以错过抢救时机。

3.值得注意的是,部分羊水栓塞病例缺少呼吸循环系统症状,起病即以产后不易控制的阴道流血为主要表现,切不要单纯误认为子宫收缩乏力引起产后出血。

二、治疗方案及选择

羊水栓塞治疗关键在于早诊断、早处理。主要原则:改善低氧血症,抗过敏,抗休克;防止 DIC 和肾衰竭;预防感染。

(一)抗过敏及早使用大剂量糖皮质激素

给予地塞米松 20～40mg 或甲泼尼龙 40～80mg。

(二)纠正缺氧

高流量面罩给氧,必要时气管插管加压给氧。

(三)解除肺动脉高压

罂粟最大不超过 300mg;阿托品 1mg,每 15～30 分钟静脉注入 1 次,至症状好转终止,主要适用于心率慢者;氨茶碱 250mg 加入 25%葡萄糖液 10mL 缓慢静脉注射,可重复应用。

(四)抗休克

1.补充血容量

可选用低分子右旋糖酐 500～1000mL,静脉滴注,伴失血者应补充新鲜血及平衡液溶液扩容,有条件者行静脉插管,既可了解中心静脉压指导补液量,又可采集血标本,检测凝血功能及查找羊水有形成分。

2.升压药

休克症状急剧而严重者,如血容量已补足而血压仍不稳定者应使用升压药,多巴胺 10～20mg 加于 5%～10%葡萄糖液 250mL 中静脉滴注,开始滴速为 20 滴/分钟(每分钟滴入 75～100μg),如血压仍不能维持,可加适量间羟胺静脉滴注,间羟胺 20～80mg 加于 5%～10%葡萄糖液 250～500mL 中静脉滴注,滴速为 20～30 滴/分钟。

3.纠正酸中毒

查血气分析及电解质,首次静脉滴注 5%碳酸氢钠 200～300mL,最好能根据血气检查结果补碱。

(五)预防 DIC

尽早使用肝素抑制血管内凝:出现症状 10min 内用最好。肝素 25～50mg 加入 100mL 0.9%生理盐水中,静脉滴注 1h。然后,25～50mg 5%葡萄糖液 200mL 缓慢滴注,肝素一次用量 0.5～1mg/kg,24h 总量＜100mg。

胎儿娩出后应警惕产后出血,尽可能用新鲜血、血小板、冻干血浆、补充纤维蛋白原等,以补充凝血因子,预防产后出血。如出血量较多,在输血的同时给止血药,如氨基己酸 4～6g 加入 5%葡萄糖液 100mL 中,15～30min 滴完,维持量每小时 1g。

(六)防治心功能衰竭

注意控制输液量,必要时,毛花苷 C 0.2～0.4mg 加 10%葡萄糖注射液 20mL 静脉注射(时间不少于 15min),必要时 4～6h 可重复 1 次。

(七)防治肾衰竭

在血容量补足及血压回升后,如每小时尿量仍＜17mL,则可选用以下方法:呋塞米 20～40mg 静脉注射;20%甘露醇 250mL30min 内静脉滴注;如仍无改善,常属高危性肾衰竭,应尽早开始血液透析。

(八)预防感染

静脉给予对肾毒性小的广谱抗生素。

(九)产科处理

羊水栓塞发生在胎儿娩出前,应积极维护孕妇呼吸、循环功能,防治 DIC 及抢救休克,迅速终止妊娠。宫口开而未开全者行剖宫产终止妊娠。宫口开全者行产钳或胎头吸引助产。产后严密观察子宫出血情况。对凝血功能不良致大出血者,在纠正凝血功能的同时,必要时行次全子宫切除术。

三、病情与疗效评价

监测生命体征,必要时置放中心静脉压导管,可取腔静脉血查找羊水有形成分,获取直接证据。动态复查血常规、凝血功能、3P 试验,评估失血程度,了解凝血功能;监测血气分析、肝肾功能、电解质,对症处理。

第二节　子宫破裂

子宫体部或子宫下段于分娩期或妊娠期发生的破裂。为产科严重并发症,威胁母儿生命,主要死于出血、感染休克。绝大多数发生于妊娠 28 周之后,分娩期最多见。加强产前检查、提高产科质量可使发生率明显下降,是衡量产科质量的标准之一,目前发生率控制在 1‰以下。可分为先兆子宫破裂和子宫破裂两个阶段。根据发生原因分为自发性破裂和损伤性破裂;根据发生部位分为子宫体部破裂和子宫下段破裂。根据破裂程度分为完全性和不完全性破裂。

一、诊断与鉴别诊断

(一)临床依据

1.先兆子宫破裂

临产后,胎先露下降受阻时,强有力的宫缩使子宫下段逐渐变薄,而子宫上段更加增厚变短,在子宫体部与子宫下段之间形成明显的环状凹陷,此凹陷可逐渐上升至脐平甚至脐上,即病理性缩复环。先兆子宫破裂时,孕妇子宫下段膨隆,压痛明显,可见病理性缩复环,孕妇烦躁不安,呼吸、心率增快,膀胱受压充血,出现排尿困难、血尿。由于宫缩过频过强,胎儿血供受阻,胎心率改变或听不清。继续发展,子宫将很快在病理缩复环处及其下方发生破裂。

2.子宫破裂

根据破裂程度,可分为完全性子宫破裂与不完全性子宫破裂两种。

(1)完全性子宫破裂:宫壁全层破裂,使宫腔与腹腔相通。常发生于瞬间,孕妇突感腹部撕裂样剧痛,随之宫缩消失,疼痛暂时缓解,但随着血液、羊水及胎儿进入腹腔,很快又感到全腹疼痛,并出现脉搏细快、呼吸急促、面色苍白、血压下降等休克征象。

在腹壁下可清楚扪及胎体,子宫缩小位于胎儿侧方,检查时有全腹压痛及反跳痛。胎心消失,阴道可能有鲜血流出,量可多可少。拨露或下降中的胎先露部消失(胎儿进入腹腔内),曾扩张的宫口可回缩,若破口位置较低,阴道检查可扪及破口。子宫体部瘢痕破裂时,孕妇不一定出现典型的撕裂样剧痛。

(2)不完全性子宫破裂:子宫肌层全部或部分断裂,浆膜层尚未穿破,宫腔与腹腔未相通,胎儿及其附属物仍在宫腔内。多见于子宫下段剖宫产瘢痕部位。不完全破裂时,腹痛等症状及体征不明显,仅在子宫不全破裂处有压痛。若破裂发生在子宫侧壁阔韧带两叶之间,可形成阔韧带内血肿,此时在宫体一侧可触及逐渐增大且有压痛的包块。胎心音多不规则。如破裂累计子宫动脉,可致急性大出血。

(二)检查项目及意义

1.血常规

观察血红蛋白下降情况判断病情及出血情况。

2.凝血功能检查及3P试验

了解凝血功能,为麻醉方式选择及评估病情提供参考。

3.血型、血交叉

做好输血准备,补充红细胞及凝血物质。

4.B超

可显示胎儿与子宫破裂的关系,确定破裂的部位。尤其前次妊娠为剖宫产终止妊娠时,孕晚期定期检测子宫下段肌层厚度与连续性可及时发现不完全性子宫破裂,预防自发性破裂发生。

(三)诊断思路和原则

1.重视病史:有无子宫破裂的诱因和高危因素存在,包括如下。

(1)子宫手术史:如剖宫产或肌瘤切除史、刮宫、通液、造影等宫腔操作穿孔史。

(2)子宫畸形和子宫壁发育不良:最常见的是双角子宫或单角子宫。

(3)既往妊娠史:多产妇多次刮宫史、感染性流产史宫腔感染史、人工剥离胎盘史、葡萄胎史等,由于上述因素导致子宫内膜乃至肌壁受损,妊娠后胎盘植入或穿透,可致子宫破裂。

(4)分娩期注意产程经过,有无头盆不称,胎位不正,胎先露下降停滞,第二产程延长等梗阻性难产表现。是否规范应用宫缩药,有无宫缩过频、过强。是否进行过阴道宫腔操作,如内倒转术和不正规的徒手剥离胎盘术可致子宫破裂。宫口未开全,强行产钳术或臀牵引术可致子宫颈严重裂伤并上延到子宫下段。

2.典型的子宫破裂根据病史、症状和体征通常可做出临床诊断,不完全性子宫破裂只有在严密观察下方能发现。个别晚期妊娠破裂者,只有出现子宫破裂的症状和体征时方能确诊。必要时可通过B超检查子宫肌层连续性和浆膜连续性协助诊断。

二、治疗方案及选择

(一)先兆子宫破裂

应用镇静药抑制宫缩后尽快剖宫产。孕妇可给予吸入或静脉麻醉,肌内注射盐酸哌替啶100mg缓解宫缩,吸氧,开通静脉通道,监测生命体征,备血,术前准备。

(二)子宫破裂

在纠正休克、防治感染的同时行剖宫探查手术,根据子宫破裂的程度与部位,手术距离发生破裂的时间长短,以及有无严重感染而定不同的手术方式。

子宫破裂时间在12h以内裂口边缘整齐,无明显感染,需保留生育功能者,可考虑修补缝合破口;破裂口较大或撕裂不整齐且有感染可能者,考虑行子宫次全切除术;子宫裂口不仅在下段,且自下段延及宫颈口考虑行子宫全切术;前次剖宫产瘢痕裂开,包括子宫体或子宫下段的,如产妇已有活婴应行裂口缝合术,同时行双侧输卵管结扎术;在阔韧带内有巨大血肿存在时为避免损伤周围脏器,必须打开阔韧带,游离子宫动脉的上行支及其伴随静脉,将输尿管与膀胱从将要钳扎的组织推开,以避免损伤输尿管或膀胱。如术时仍有活跃出血,可先行同侧髂内动脉结扎术以控制出血;开腹探查时注意子宫破裂的部位外,应仔细检查膀胱、输尿管、宫颈和阴道,如发现有损伤,应同时行这些脏器的修补术;个别被忽略的、产程长、感染严重的病例,为抢救产妇生命应尽量缩短手术时间,手术宜尽量简单、迅速达到止血目的。能否做全子宫切除或次全切除术或仅裂口缝合术加双侧输卵管结扎术,须视具体情况而定术前后应用大剂量有效抗生素防治感染;子宫破裂已发生休克者,尽可能就地抢救,以避免因搬运而加重休克与出血。但如限于当地条件必须转院时,也应在大量输液输血抗休克条件下以及腹部包扎后再行转运。

三、病情与疗效评价

临产后,在子宫体部与子宫下段之间出现病理性缩复环,为先兆子宫破裂,若立即剖宫产终止妊娠,母婴预后一般良好,若未能及时发现并处理,子宫很快在病理缩复环处及其下方发生破裂。

随着子宫破裂，胎儿排出至宫腔外，则胎儿存活率很小，病死率为50%～70%。

一旦子宫破裂，监测生命体征，必要时置放中心静脉压，联合尿量监测，评估孕妇是否存在低血容量性休克，急诊查血常规、凝血功能、3P试验，评估失血程度及凝血功能，根据目前的医疗水平，子宫破裂的预后已大大改善，若未及时治疗，大多数死于出血和继发感染。

第三节 晚期产后出血

晚期产后出血指在分娩24h以后，在产褥期内发生阴道大量出血，或长期持续或间断出血，出血量超过500mL，多发生在产后1～2周，或剖宫产术后2～3周，也有发生在产后6～8周者，也称之为产褥期出血，也有学者将晚期产后出血定义在产后24h至12周。

晚期产后出血发生率的高低与各地产前保健及产科质量水平密切相关，有关文献报道其发生率为0.28%，占产后出血的3%～4%。因其大出血可导致产妇发生失血性休克，为产褥期常见的急症。晚期产后出血的病因主要为部分胎盘或胎膜残留、宫腔感染、胎盘原附着部位子宫复旧不全，近年来由于妊娠病理情况及社会因素的增加，对胎儿重视程度高及产妇惧痛等因素的影响剖宫产率逐步上升，剖宫产术后子宫切口感染、裂开逐渐成为晚期产后出血的主要原因。

此外，尚有宫腔血块残留、产道血肿、子宫内膜炎、产伤缝合破裂、子宫黏膜下肌瘤、子宫滋养细胞肿瘤、雌激素抑乳时发生的撤退性出血及产褥早期性交引起阴道壁特别是后穹窿裂伤而发生的大量出血。

一、诊断与鉴别诊断

(一)临床依据

1.病史，

(1)病史特点：多发生在产后1～2周，也可延迟至产后2个月左右发生。

(2)症状：常表现为腰痛伴下腹坠胀不适，或伴有发热；恶露持续时间延长，量增多，血性恶露时间长，或有组织样碎块排出，有时可伴有大量出血；伴有感染时，恶露有臭味或为脓性；可有肛门坠胀感及会阴部的疼痛；大出血者可有面色苍白、出冷汗、恶心、心慌等休克症状。

2.体征

妇科检查阴道及宫颈口可见少量血液，宫颈口多未闭合、松弛，子宫大而软，伴有炎症时可有压痛和体温增高；可并有脉搏细弱、血压下降等休克体征。

(二)检查项目及意义

1.血常规：血色素低、白细胞升高、中性粒细胞升高，提示存在贫血和感染情况。

2.宫颈分泌物培养往往细菌培养阳性。

3.血中绒毛膜促性腺激素(hcG)：测定往往与同期正常产后水平相比明显增高，提示胎盘残留或滋养细胞肿瘤；部分可为正常水平。

4.B超检查：可见子宫增大，宫腔内膜线不清，内有强光团回声，有时可见暗区夹杂。超声检查不但能及时、较准确、无损伤地做出病因诊断，还能及时对疗效做出评价。

5.胸片、头颅CT检查：滋养细胞肿瘤患者可能在胸片及头颅CT中有转移灶。

6.宫腔刮出物病理检查。

(三)诊断思路和原则

1.病史

阴道流血量及时间，腹痛部位及性状，有无组织物排出，阴道分泌物有无异味，有无发热，昏厥等表现，有无发生晚期产后出血的高危因素：子宫下段剖宫产，尤其是试产后的剖宫产；剖宫产术中存在切口延裂及反复缝合止血处理；产褥感染；有多次宫腔操作如分娩过程中手剥胎盘或刮宫史，或疑有胎盘残留者；多次阴道操作、产道损伤者；产后应用过大量雌激素回奶者；产妇有慢性疾病或贫血等。

2.体格检查

生命体征，有无贫血和急性感染征象，妇科检查。

3.辅助检查

血尿常规了解感染与贫血情况；宫颈或宫腔分泌物培养；B超检查子宫大小，宫腔内有无残留物，子宫复旧情况，有无宫腔积血，剖宫产切口愈合情况等。

二、治疗方案及选择

(一)预防为主

加强孕前、孕期检查，强化健康意识。医务人员对于孕产妇加强监护管理，特别是高危产妇、多次流产；加强心理疏导，产妇入院后的过度焦虑使产妇大脑皮质功能紊乱，引发子宫收缩乏力，产程延长导致产后出血；做好分娩期的处理，第三产程避免强牵拉脐带，胎盘胎膜娩出后需仔细检查，注意其完整性，疑有胎盘残留需及时刮宫；降低剖宫产率，是当今妇产科医护人员共同关注的问题。剖宫产后的患者除子宫出血外尚有伤口感染出血，发生产后出血的危险性更大，止血困难，因此，必须掌握剖宫产适应证，做好剖宫产患者的术前、术中、术后的观察，严格无菌操作，观察伤口愈合情况，遵医嘱给予抗生素预防感染，尽可能地降低剖宫产率，预防晚期产后出血的发生；积极治疗产后出血，对于出现的产后出血，协助医师边抢救边查明原因，及时查找出血的原因，采取相应的治疗措施，以防晚期产后出血的发生；产褥期鼓励患者尽早下床活动，有利恶露的排出，坚持母乳喂养，这些有利于降低晚期产后出血的发生率；产褥期禁止性生活。

(二)治疗对症处理

1.药物治疗

少量或中量阴道流血，应给予足量的广谱抗生素和子宫收缩药(用法同早期产后出血)；大量阴道流血者，则需积极抗休克治疗。

2.刮宫术

疑有胎盘、胎膜及蜕膜残留、宫腔积血或胎盘附着部位子宫复旧不良者，需在抗感染、抗休克治疗同时进行刮宫处理。术前做好备血、建立静脉通路及开腹手术准备，术中动作要轻柔，减少对子宫的损伤，刮出物送病理检查，以明确诊断，刮宫后继续使用抗生素和子宫收缩药。

3.髂内动脉结扎术

是一种安全有效的妇产科大出血的急救止血方法，在无法控制的严重盆腔出血时能迅速有效地止血。

4.经皮髂内动脉栓塞术或选择性子宫动脉栓塞术

必须在有条件的医院进行，该方法安全、可靠、损伤小，可通过造影准确了解盆腔出血部位和出血情况，应用生物海绵选择性地进行栓塞治疗，止血迅速，但治疗前提需患者生命体征平稳，血流动力学稳定。尤其适用于因子宫切口愈合不良引起的晚期产后出血保守治疗无效者。

5.子宫切除术

目前应用较少，往往是经过上述非手术治疗无效的，再次发生大出血者，应行子宫切除术，尤其是剖宫产术后晚期产后出血者，若为子宫切口裂开应行子宫次切术(手术切缘应在剖宫产切口下方)或子宫全切术。而保留子宫，清创缝合术仅适于有生育要求，子宫切口周围组织坏死范围小、炎症反应轻者。

三、病情与疗效评价

(一)体征

患者生命体征，判断血流动力学是否稳定，有无休克。

(二)B超判断

B超判断宫腔内是否有残留物及剖宫产切口愈合情况。

(三)实验室检查

血常规、血凝、CRP、血生化等实验室检查。

(四)治愈指标

各项生命体征正常，贫血基本纠正；阴道流血停止，子宫收缩好。

第四节　产科休克

产科休克是指机体受到与妊娠或分娩等有关病理因素的侵袭后产生全身有效循环血量锐减，导致心、脑、肝、肺、肾等重要器官组织灌流不足，引起严重功能障碍，临床表现以急性微循环衰竭为主的一种综合征，是产科领域中一种急性而严重的并发症，是威胁孕产妇和围生儿生命的主要因素。

产科休克以失血性休克为主，其次为感染性休克或其他特殊原因所致的休克。因此人们通常把产科休克分为失血性休克和非失血性休克。前者包括了妊娠期失血性休克、分娩期失血性休克和产后失血性休克；后者则指感染性休克、创伤性休克、阻塞性休克、仰卧位低血压综合征、过敏性休克、心源性休克和神经源性休克。

一、诊断与鉴别诊断

(一)临床依据

1.病史

根据病史,了解引起休克的病因。

2.症状及体征

(1)休克早期:意识清楚,自觉口渴,皮肤黏膜开始苍白,皮肤温度正常,发凉。脉搏<100次/分钟,收缩压正常或稍高,舒张压增高,脉压缩小,周围循环基本正常,尿量无明显异常。此期循环血量减少<20%。

(2)休克期:意识尚清楚,意识淡漠,反应迟钝,感到口渴,皮肤黏膜苍白,皮肤发冷,脉搏100~120次/分,脉搏细弱,收缩压下降至70~90mmHg(1mmHg=0.133kPa),脉压小,表浅静脉塌陷,毛细血管充盈迟缓,尿少(小于每小时30m),此时休克已进入失代偿期。此期循环血量减少在20%~40%。

(3)休克晚期:意识模糊甚至昏迷,非常口渴,但可能无主诉,皮肤黏膜明显苍白,肢端发绀,皮肤冰冷,肢端为著,收缩压<70mmHg或测不到,表浅静脉塌陷,毛细血管充盈非常迟缓,少尿甚至无尿。休克晚期可能发生循环系统、消化系统、呼吸系统泌尿系统等多系统功能障碍,诱发多系统、多器官衰竭,甚至出现心脏停搏,此期循环血量减少>40%。

产科休克与各科的休克历程大体相似,但又有其特殊性,无论何种原因引起的休克均容易诱发DIC,因其具有下列特殊因素:晚期妊娠子宫压迫下腔静脉,回心血量减少,下腔静脉瘀血,血液流速缓慢易诱发血栓;子宫静脉系统扩张,血窦开放易发生羊水栓塞和空气栓塞;妊娠期子宫压迫输尿管,输尿管扩张,尿潴留容易发生泌尿系统感染。产后或流产后胎盘剥离面,因血是细菌最好的培养基易患子宫内膜炎,宫内感染;胎儿及其附属物因病理情况,坏死退行性变,可产生外源性凝血质,激活凝血系统;正常孕妇为适应分娩期出血、生理的需要,Ⅰ、Ⅶ、Ⅷ、Ⅸ、Ⅹ凝血因子增加,血凝亢进。

(二)检查项目及意义

1.血常规

红细胞计数、血红蛋白量和血细胞比容测定,如超过正常值时,提示血容量不足及血液浓缩;如数值减少,则提示出血或血液稀释。而感染性休克时,白细胞大多升高,中性粒细胞增多,有中毒颗粒及核左移。

2.溶酶及细胞内功能酶的活性测定

血液中的酸性磷酸酶、β葡萄糖醛酸酶和组织蛋白酶等溶酶的水平可反映溶酶体裂解情况;乳酸脱氢酶与其同工酶等细胞内功能酶反映细胞坏死程度。酶活性水平高,说明病情恶化。

3.血乳酸含量测定

常用来反映组织无氧代谢的程度,正常值为0.6~1.8mmol/L,其值越高提示组织缺氧越严重。

4.动脉血气分析和酸碱平衡检查

血气监测是加强呼吸管理以维持呼吸功能稳定的重要措施。监测参数包括：

(1)氧分压。正常人 PO_2 为 80～100mmHg，当 PO_2 ＜20mmHg，组织就失去了从血液中摄取氧的能力。

(2)血氧饱和度、肺泡—动脉血氧分压差和二氧化碳分压：是反映肺通气、换气功能以及氧弥散能力的指标。

(3)pH 是反映体液氢离子活性的指标，正常为 7.35～7.45。

(4)碳酸氢盐浓度，以标准碳酸氢盐(SB)和实际碳酸氢盐(AB)表示，当 AB＜SB 时，说明有呼吸性碱中毒的存在，当 AB＞SB 时，说明有呼吸性酸中毒的存在。

(5)PCO_2，即二氧化碳分压或二氧化碳张力，是反映呼吸性酸碱平衡的重要指标，正常人动脉血中二氧化碳分压为 40mmHg 左右，静脉血中为 46～50mmHg。

(6)BB，即缓冲碱，主要包括碳酸氢根和血浆蛋白两部分，正常值为 41mmol/L。

(7)BE，即碱剩余，正常值±3mmol/L，在临床上，代谢性酸中毒时其负值增加，代谢性碱中毒时正值增加。

5.中心静脉压(CVP)测定

可鉴别心功能不全，或血容量不足所引起的休克，并可做为输液量及是否应用强心药、利尿药等的指导。正常值 5～10cmH_2O，低血压情况下 CVP＜5cmH_2O 者表示血容量不足，CVP＞15cmH_2O 者提示心功能不全，若 CVP＞20cmH_2O，则需考虑存在心力衰竭。

6.休克指数(SI)

利用休克指数(SI)估计出血量简便易行。休克指数＝脉率/收缩压。正常时 SI＝0.5，SI＝1时血容量减少 20%～30%，失血量 1 000～1 200mL，SI＝1.5 时，血容量减少 30%～50%，失血量 1800～2000mL。SI＝2 时，血容量减少 50%～70%。

7.尿量检查

尿量是判断休克程度轻重的重要指标，如果每小时尿量超过 30mL 以上说明休克有所缓解。反之则说明休克加重。

8.甲皱微循环观察

是四肢末端毛细血管再充盈时间的观察，也是对微循环的直接观察。检查者用手指轻压患者指甲的远端，随即松开，若甲床迅速由苍白转红，说明甲皱循环良好，若转变缓慢则提示甲皱循环充盈不足，反之，甲床转红由慢变快，说明休克有所好转。

9.弥散性血管内凝血的检查

血小板计数减少并持续下降，凝血酶原时间延长，3P 试验阳性。

(三)诊断思路和原则

大多数产科休克来势凶猛，短时间内可能危及生命。因此，产科休克的诊断贵在早期诊断，休克早期诊断有赖于临床表现和实验室检查，对于疑为休克的患者，首要任务是判断患者是否处于休克状态,进而判断目前休克的程度,在积极抢救休克的同时查找引起休克的病因。

而休克的监测方法包括临床表现的监测、生命体征的监测(脉搏和心率是监测休克最简单易行的方法)、出血量的监测(利用 SI 估计出血量简便易行)、中心静脉压监测(CVP 反应血容量,回心血量与心脏排出功能关系的动态指标,也可指导临床扩容治疗)、血流动力学监测及实验室监测。

二、治疗方案及选择

(一)休克的预防

首先在于消除引起休克的病因,在产科应重点预防和及时治疗大出血和感染。

1.预防产科出血

包括及时纠正妊娠期贫血,积极治疗孕期和产时出血,高度重视和治疗妊娠期并发症,如妊娠期高血压疾病、前置胎盘和胎盘早剥等,对胎死宫内时间较长者,应做凝血功能检查,若发现高凝状态,可先用少量肝素后再处理胎儿。及时正确掌握手术指征,预防产后出血等。对于已经发生出血者,应积极治疗,及时补充血容量,预防休克的发生。

2.预防感染的发生

不论是经阴道分娩,还是经腹手术,均应严格无菌操作,对于有可能造成宫腔感染者应及时使用抗生素抑制感染,预防败血症的发生,有时在经充分准备后,手术切除感染灶常是消除引起休克的病因,阻止病情继续恶化的必要手段之一。

(二)休克的治疗

首先组织好抢救队伍,统一指挥,团队配合,才能及时而迅速地进行工作。

1.一般性治疗

稳定情绪,减少不良外界刺激,当患者出现烦躁不安时可肌内注射哌替啶 50～100mg 或地西泮 10mg 以减少耗氧量;采取头低位,增加心脏和大脑的血供;保持呼吸道通畅,面罩给氧,速度要达到 8L/min;注意保暖;及时开放两路静脉,要有 14G 针头,便于补充血制品。

2.补充血容量

临床补充血容量的液体有三类,即全血、胶体液、晶体液。生理盐水及林格液仍是产科休克急救常用药物,大量使用可导致肺水肿发生。成分输血是产科失血性休克救治的主要方法,当纤维蛋白原＜100mg/L,血小板＜30×10^9/L 时应考虑补充凝血因子。补充血容量的原则是:患者要达到 2 个 100,2 个 30,即收缩压＞100mmHg,心率小于每分钟 100 次,尿量＞每小时 30mL,血细胞比容＞0.3(30%),这说明患者的血容量已经得到充分的恢复。

3.血管活性药物应用

休克早期血容量不能及时补充时可用血管收缩药,如多巴胺、去甲肾上腺素等,但时间不宜过长,剂量不宜过大;休克期要选用血管扩张药,如硝酸甘油、酚妥拉明等;休克晚期患者选用药物复杂,但原则上要保证维持重要脏器的血流量。

4.纠正酸中毒

轻度代谢性酸中毒不需给予碱性药物,纠正休克补充足够血容量,改善组织缺血和缺氧状况,维持良好的肾功能,代谢性酸中毒即可被纠正;常用的碱性药物为5%碳酸氢钠;补充原则是按血中二氧化碳结合力和碳酸氢根或碱过剩的下降值和临床表现而定,不要过量。

5.肾上腺皮质激素的应用

大量短期应用,不超过48h。可能出现高血糖、消化道溃疡、抑制发热反应及钾的丢失,并应同时使用大剂量和有效的抗生素治疗。

6.积极去除休克的病因

产科休克在进行综合治疗的同时,对病因的积极治疗也是根本性的。如产前、产后出血引起的失血性休克,应及时控制和消除产科因素的出血和及时补充血容量;在常规止血方法不奏效时,果断选择适当时机切除子宫是抢救患者生命的重要一环;子宫破裂和其他软产道损伤引起的创伤性休克,在补充血容量的同时积极手术治疗;感染性休克使用大量有效抗生素控制感染,及时清除感染灶或引流;心源性休克及时给予强心药;产后急性循环衰竭,补充血容量的同时酌情使用升压药;羊水栓塞引起的过敏性休克,应大量使用激素、升压药、利尿药和改善肺循环的药物。

三、病情判定及疗效评价

产科休克患者经抢救复苏后,应该留于重症监护病房(ICU)内作严密观察。定时进行血压、脉搏、中心静脉压测定,在进行补液期间要做尿量记录,必要时测定肺毛细血管楔压。应使用心脏监护仪持续监测心率,宜用持续血氧饱和度监测来了解肺功能。定时做动脉血氧分析,并对血浆和尿中的尿素、肌酐和电解质适时测定。

第五节　产科栓塞性疾病

产科栓塞性疾病主要是指静脉血栓栓塞性疾病,指由血栓形成和血栓栓塞两种病理过程所引起的疾病,包括深静脉血栓(DVT)、肺栓塞(PTE)和血栓后综合征(PTS)等,是一组系列病症。早年就有Virchow提出血液高凝、血流缓慢和血管内皮损伤为其三大致病因素,后者对血栓形成具有初始和持续作用。

血栓栓塞性疾病在发达国家是产妇死亡的首要原因,发生率为1/2000～1/1000次妊娠。孕妇发生血栓栓塞性疾病的危险相当年龄非孕妇的5倍,其主要危险因素包括:年龄＞35岁;妊娠后血液呈高凝状态;长期卧床;体重＞80kg;多产;感染/败血症;先兆子痫;严重的内科疾患等。静脉血栓形成是导致孕产妇死亡的妊娠并发症之一,肺栓塞是一种罕见的妊娠合并症,但是随着其他妊娠期死亡原因下降,它已成为妊娠期相关病死率的重要原因,有报道孕期静脉血栓形成的总发病率为0.09%,产前浅部血栓性静脉炎发病率为0.15%,深部血栓性静脉炎发病率为0.36%,产褥期发病率可高达3%,孕期静脉血栓栓塞的诊断可能比较困难。

一、深静脉血栓形成

深静脉血栓(DVT)较肺栓塞更为常见,通过严格的诊断标准进行的研究显示,大多数

DVT 是发生于产前而不是产后，在迄今为止最大的一项研究显示，75%的 DVT 发生于产前，且 51%在妊娠 15 周时已经出现。

(一)诊断与鉴别诊断

1.临床依据

(1)病史

1)病史特点：在妊娠期，静脉血栓多始于腓肠静脉或髂股段的深静脉系统，而且多见于左下肢，约占 80%。这是因为右侧的髂总动脉横跨左侧的髂总静脉，使左下肢的静脉回流通路在盆腔中较为曲折，这可能是左下肢更易发生 DVT 的原因。

2)症状：大约有 80%的 DVT 患者可无临床症状，而易被忽略。部分患者可主要表现为患肢肿胀、周径增粗、疼痛或压痛、浅静脉扩张、皮肤色素沉着行走后患肢易疲劳或肿胀加重，其程度取决于血管阻塞程度、是否存在侧支循环以及相关的炎症反应等因素。

(2)体征：同样大部分 DVT 患者可无典型体征，少数患者可有检查下肢发现患侧较对侧相应部位增粗、皮肤发白、局部温度升高，栓塞部位静脉有压痛，有时可触及静脉栓塞炎症所致的硬索条物及压痛。小腿深部静脉栓塞时可出现腓肠肌及足底压痛，Homans 征阳性。

2.检查项目及意义

(1)血常规：白细胞升高、中性粒细胞升高，提示可能存在感染。

(2)D－二聚体测定：D－二聚体是纤维蛋白单体经活化因子 X 交联后，再经纤溶酶水解所产生的一种特异性降解产物，是一个特异性的纤溶过程标志物。D－二聚体主要反映纤维蛋白溶解功能。只要机体血管内有活化的血栓形成及纤维溶解活动，D－二聚体就会升高。血浆 D－二聚体含量检测是 DVT 筛查的有效手段。用经典的 ELISA 方法，发现 DVT 的患者 D－二聚体水平均升高，并且敏感性和特异性分别是 100%、52%。所以临床上怀疑为 DVT 的患者，如果 D－二聚体检测结果正常，就可排除 DVT 的诊断。正常值：阴性；$<200\mu g/L$，而 DVT 时 D－二聚体多$>500\mu g/L$。

(3)测下肢静脉压：站立时正常下肢静脉压一般为 $130cmH_2O$，踝关节伸屈活动时，压力下降为 $60cmH_2O$，停止活动后压力回升，回升时间超过 20s；若存在下肢主干 DVT，无论静息还是活动状态，压力明显升高，回升时间增速，一般 10s 左右。

(4)血管彩色多普勒检查：是一种无创伤性检查方法，既可了解深静脉血栓形成的范围和程度，又可测定静脉系统血流速度的变化。对于有症状的患者，诊断近端 DVT 敏感性及特异性均较高，分别为 95%和 98%。

(5)螺旋 CT：DVT 在 CT 横断位表现为静脉腔内条状、椭圆形或不规则低密度充盈缺损；可呈特征性的“靶征”，在 MIP、CPR 及 VR 重建图像上 DVT 表现为典型的“轨道征”，即静脉管腔中心为低密度血栓，周围绕以高密度对比剂。

(6)磁共振(MRI)：对有症状的急性 DVT 诊断的敏感性和特异性可达 90%～100%。部分研究提示 MRI 可用于检测无症状的下肢 DVT。

(7)静脉造影：是诊断 DVT 的“金标准”，可显示静脉堵塞的部位、范围、程度及侧支循环和静脉功能状态，其诊断敏感性和特异性接近100%。但其却是一创伤性检查，有一定并发症，可能导致血栓形成。

3.诊断思路和原则病史

注意是否存在高危因素是诊断的第一步。

因DVT的临床症状和体征均是非特异性的，不能作为诊断依据，这就为诊断增加了难度。有研究发现，在具有能强烈提示DVT诊断的症状和体征的患者中，仅有不足一半的患者通过客观检查确诊为DVT，妊娠期诊断尤为困难的原因是该时期下肢生理性水肿和不适很常见。

由此可见，辅助检查是诊断关键。D－二聚体测定是DVT筛查的有效手段，阴性可排除诊断，而阳性则需进一步检查，可通过血管多普勒检查了解静脉血流是否通畅，以证明是否有血栓形成，为简单有效的诊断方法，虽然静脉造影是诊断金标准，但是其有创伤性和血栓形成的危险性，使得其逐步被超声、CT和MRI所替代。

(二)治疗方案及选择

1.预防

栓塞性疾病一旦发生，后果严重，VTE的干预策略应该重在预防，而有效的预防依赖于医生对疾病的高度认知，对危险人群的识别和预防性抗凝治疗。

产科栓塞性疾病预防适应人群：心脏病病史的孕妇；第三胎或多胎孕妇；高龄或肥胖孕妇；妊娠或产褥期卧床时间明显延长者；行急诊剖宫产，尤其合并其他危险因素的孕妇。

预防的方法如下。

(1)机械性方法：机械性预防主要用于高出血危险的患者和抗凝为基础的预防治疗的辅助。使用逐级加压弹力袜(GCS)、间断气囊压迫(IPC)装置和下肢静脉泵(VFP)等这些机械方法可减少部分患者发生DVT的危险，但其疗效逊于抗凝药物。

(2)药物抗凝。抗凝治疗的主要药物包括：

1)抑制凝血过程的药物：肝素类(普通肝素、低分子肝素、达纳肝素、伟素等)。

2)抗维生素K药物：双香豆素、华法林等。

3)抗血小板药物：阿司匹林、双嘧达莫(潘生丁)、前列环素、氯吡格雷等。

4)降低血黏稠度的药物：低分子右旋糖酐等。结合孕产妇特点，目前常用的预防性抗凝药物是低分子肝素和阿司匹林。

血栓危险因素持续存在的患者，建议产后继续进行血栓预防4～6周(2C级)；存在血栓危险因素但是无静脉栓塞病史的患者，不推荐产前常规应用抗凝药物预防血栓，而应个体化评估血栓的风险(1C级)；无血栓危险因素而既往曾发生过特发性VTE、推荐预防剂量的低分子肝素(LMWH)/普通肝素(UFH)，或怀孕期间进行密切监测，同时产后抗凝(1C级)；抗心磷脂抗体阳性，反复流产或晚期流产，没有静脉或动脉血栓栓塞病史的女性，建议产前应用预防剂量的UFH或LMWH，同时联合应用阿司匹林(1B级)。

2.治疗

(1)抗凝治疗：DVT的主要治疗是抗凝，一旦客观检查确定DVT诊断应立即开始抗凝治疗,以防血栓延展(发生率为15%～50%)和静脉血栓栓塞复发。

肝素(UFH):首次剂量5000U或80U/kg静脉注射,继以18U/kg静脉滴注,维持浓度40U/min。肝素使用最初24h,每4～6小时行部分凝血活酶(APTT)检查,根据APTT调整用量,使APTT达到并维持于正常值的1.5～2.5倍,情况稳定者持续用药7～10d,总剂量每天36 000～42 000U。

低分子肝素(LMWH):是一种新型抗凝药物,可避免提些肝素引起的并发症,如出血、血小板减少、骨质疏松等,不影响出凝血时间。开始剂量1mg/kg每12小时1次,分娩时减量至40mg,每12小时1次,产后4～6h恢复同前剂。

华法林:一般用于产后。使用肝素的第1天即可开始,每天口服5～10mg。以控制APTT为正常的1.5～2.5倍。

(2)制动:传统上DVT患者在抗凝治疗同时建议卧床休息几天,以避免栓子脱落造成PE。但接受LMWH治疗和处于活动状态的患者,可能无须制动。早期活动可使得下肢压迫患者的疼痛和肿胀缓解更快,复发性和致命性PE发生率较低,所以建议患者在能耐受的情况下离床活动。

(3)溶栓治疗:自1970年以来,溶栓和抗凝治疗在近端DVT的意义一直存在争论。新发生的大面积髂股血管DVT患者,经足量肝素治疗仍存在因静脉闭塞继发肢体坏疽危险的患者,可能是进行溶栓治疗的指征。目前还没有证据支持对于绝大多数DVT患者进行溶栓治疗,也不推荐常规使用导管溶栓治疗。

(4)非药物治疗:外科血栓切除术:常并发血栓复发,很多患者需要二次扩张和(或)再次介入治疗和长期抗凝。对绝大多数近端DVT患者不推荐静脉血栓切除术(证据级别1C)。外科血栓切除术适应证为术后或产后血栓形成的近端DVT患者,并且年龄<40岁。

放置下腔静脉滤器:对绝大多数近端DVT患者不推荐静脉血栓切除术,近端静脉血栓形成患者存在抗凝禁忌或并发症时,为放置下腔静脉滤器的指征。单用滤器不能有效治疗DVT,滤器置入后应恢复抗凝治疗。

(三)病情与疗效评价

患者的不适主诉是否缓解;动态监测D-二聚体,帮助判断病情变化;影像学的变化可能不能短期内见效;动态监测血凝功能,调整用药类型及剂量。

DVT长期治疗的最佳疗程是近年来临床研究热点,大体上,每类患者抗凝治疗的最佳疗程倾向于更长。与3个月治疗间期比较,缩短治疗间期4～6周可导致临床主要血栓栓塞复发率增加。近年来大量的临床研究证据为DVT长期治疗存在的问题提供了证据。首次发生特发性DVT(无已知或可识别的危险因素)患者至少治疗6～12个月;首次发生DVT与致血栓形成的基因型有关,或与血栓栓塞复发风险增加的预后标志有关(亚组包括抗凝血酶Ⅱ、蛋白C、蛋白S等缺乏的患者;致血栓形成的基因突变,如因子VLeiden或促凝血酶20210,或存在抗磷脂抗体的患者、同型半胱胺酸血症或Ⅵ因子水平超过正常第90百分位数,或反复超声检查发现持久存在残余血栓)建议至少治疗6～12个月;对DVT复发(发作两次或以上VTE)甚至建议无限期抗凝。在长期治疗中反复应用加压超声检测有无残留血栓并反复监测二聚体水平,评价抗凝的获益和风险。

二、肺栓塞

欧美国家孕产妇肺栓塞(PE)的发生率为0.01%～0.04%;是同龄非妊娠妇女的5倍,产后2个月之内发生率高于产前2～3倍;孕产妇因肺栓塞造成猝死的有34%发生在1h内,39%在24h内,27%在3～5d。

(一)诊断与鉴别诊断

1.临床依据

(1)病史

1)病史特点:与DVT不同,PE常于产后发生,尤其是剖宫产后。90%的PE患者因为栓子小而无症状或症状轻微,约10%的患者由于引起栓塞的栓子较大,而阻塞了肺动脉主干或大的分支,从而引起大面积肺梗死,80%发生猝死。它的临床表现多种多样,所以对其诊断也就相应困难。

2)症状。突发原因不明的呼吸困难:呼吸频率浅而快,占90%;与体位变化有关。胸痛:胸骨前似心绞痛或心肌梗死样占70%～80%。咯血,咳嗽:阵发性咳嗽,50%。惊恐和濒死感,昏厥:20%～30%。其他:胸闷、气短、恶心、呕吐、腹痛等。

(2)体征:呼吸加快,心率增加:次数>100次/分钟。发绀:约20%病例伴有发绀。周围循环衰竭:血压下降或休克及组织灌注不良所致。急性肺动脉高压和右心功能不全表现:约20%患者有这些体征。患侧肺部可闻及湿啰音,有时还可闻及胸膜摩擦音及心包摩擦音。

2.检查项目及意义

(1)D－二聚体测定:明显增高,敏感性为98%,特异性为30%。D－二聚体对急性PE有较大的排除诊断价值,若其含量低于500μg/L,可基本排除急性PE。

(2)动脉血气:主要表现为低氧血症,由于心肺血管床受阻,氧分压(PaO_2)降低,而肺泡无效腔增大,出现过度通气,导致二氧化碳分压($PaCO_2$)降低。

(3)心电图检查:最常见而且最早出现的是窦性心动过速,各种房性快速心律失常,如房颤。

(4)胸部X线检查:其特异性差。肺动脉阻塞征;肺动脉高压症及右心扩大征;肺组织继发改变:肺不张,胸腔积液等。

(5)超声心动图检查:二尖瓣开放度减小;三尖瓣和肺动脉瓣开放度降低等;右心室扩大;右心室收缩、舒张幅度减弱;室间隔偏移或矛盾运动;左、右心室内径比例减小;肺动脉扩张。

(6)放射性核素肺通气/灌注扫描(V/Q):V/Q是目前国际上公认的诊断肺栓塞最敏感而无创伤的检查方法,能反映肺栓塞的特征性改变。肺通气扫描正常,而灌注扫描呈典型肺段分布的灌注缺损,则高度怀疑PE;病变部位既无通气也无血流灌注,可能为肺实质病变,不能诊断PE(肺梗死除外);肺通气扫描异常,灌注无缺损,为肺实质性疾病;肺通气和灌注扫描均正常,可除外PE。

(7)螺旋CT:采用特殊技术进行CT肺动脉造影(CT－PA),对肺栓塞的诊断有决定性意义,其最大优点为无创、诊断率高。主要显像有:充盈缺损、肺动脉截断及血流不对称等表现。阳性率高达80%～90%。

(8)磁共振显像(MRI):此种方法曾被视为PE诊断的金标准,可检测到直径小至0.5cm的血管,对段以上肺动脉内血栓的诊断敏感性和特异性均较高。肺动脉造影可见:血管腔内充盈缺损、肺动脉截断现象、某一肺区域血流减少。

3.诊断思路和原则

因其常见症状无特异性,所以容易误诊、漏诊,故病死率高。故对突发原因不明的呼吸困难、胸骨前酷似心肌梗死样疼痛以及不明原因的心肺功能减退需高度重视。而烦躁不安惊恐、濒死感、出冷汗,血压下降、休克、昏厥往往已是急性肺栓塞发作的特征,是急救的关键信号。

临床可能性评估结合D－二聚体检测能切实减少对于影像学检查的需要。所有怀疑PE患者都应该做临床可能性评估,D－二聚体(ELISA)检测阴性能可靠排除PE。如果设备条件准许,X线胸片正常,没有严重的有症状的心肺疾患并存,使用标准的报告原则,当得到一个不能诊断的结果时能进行进一步的影像学检查时,肺核素扫描可以被考虑为最初的影像学检查,当肺核素扫描正常时,能可靠地排除PE。肺动脉造影被认为是诊断PE的金标准。CT－PA带来了一次在诊断方法上的革命,已经日益被作为一种辅助检查手段,最近被用来替代其他影像学检查方法,并且CTPA在特异性方面明显优于肺通气/灌注扫描。通过CTPA还可以做定量分析,分析结果与临床严重程度有很好的相关性。当PE被排除时,可能做出另一正确诊断。

(二)治疗方案及选择

1.治疗原则

一旦高度怀疑肺栓塞(PE),在等待诊断性检查结果的同时,即开始抗凝治疗。对于诊断明确的非大面积PE,急性期使用皮下注射低分子肝素或静脉注射普通肝素治疗(证据级别1A);不推荐使用全身性溶栓药物治疗PE(证据级别1A)。非大块肺栓塞患者建议长期抗凝治疗,多数不适于溶栓治疗(证据级别2B),而血流动力学不稳定者可溶栓(证据级别2B),即使溶栓也应短期用药(证据级别2C);导管抽吸、碎栓术及血栓切除术仅适用于某些病情危重不能接受溶栓治疗或没有充分的时间进行静脉溶栓的患者(证据级别2C)。腔静脉滤器的适应证为存在抗凝治疗禁忌证或并发症的患者,以及尽管充分抗凝治疗血栓仍然再发的患者(证据级别2C)。

2.治疗方案

(1)对症治疗:绝对卧床休息;吸氧:氧浓度以维持PaO_2在70～100mmHg为宜;镇痛:吗啡5～10mg皮下注射,或盐酸哌替啶50～100mg肌内注射;解痉:阿托品0.5～1mg静脉注射或654－2 10～20mg肌内注射,以减低迷走神经张力,防止肺动脉和冠状动脉反射性痉挛。必要时可1～4h注射1次;心力衰竭治疗:毛花苷C 0.2～0.4mg加入50%葡萄糖溶液40mL内静脉注射,必要时于4～6h重复用药;抗休克:留置中心静脉导管,监测心排出量、肺动脉压。

方法:多巴胺 5～10μg(kg·min)、多巴酚丁胺 3.5～10.0μg/(kg·min)或去甲肾上腺素 0.2～2.0μg(kg·min),维持平均动脉压>80mmHg,心脏指数>2.5L/(min·m^2)及尿量>50mL/h;支气管痉挛:氨茶碱 0.25g 加入 50%葡萄糖液 40mL 内静脉注射,必要时可用地塞米松 10mg 静脉注射;控制心律失常:快速室性心律失常,利多卡因 50～100mg 静脉注射,继以 12mg/min 静脉滴注;快速房性心律失常,毛花苷 C 0.2～0.4mg 加入 50%葡萄糖液 20～40mL 静脉注射或维拉帕米(异搏定)5mg 加入 50%葡萄糖液 20～40mL 静脉注射。

(2)抗凝治疗:治疗同 DVT。

(3)溶栓治疗:溶解血栓,恢复肺组织再灌注,逆转右心衰竭,增加肺毛细血管血容量及降低病死率和复发率。

1)链激酶(SK)负荷量 25 万 U/30min,继 10 万 U/h,维持 72h 静脉滴注。链激酶分子量高而不通过胎盘,是常用的溶栓剂。

2)尿激酶(UK)负荷量 25 万 U/10～20min,继 20 万 U/h,维持 24h 静脉滴注。以上两种药应用之前用异丙嗪 25mg,地塞米松 5mg 滴注预防不良反应。

(4)手术治疗:在内科治疗无效或肺栓塞>50%,有明显肺动脉高压和心排出量减少者,采用栓塞切除术可能及时挽救母儿生命。下肢深静脉栓塞切除可有效阻断复发性肺栓塞的发展。

(5)介入治疗:方法主要包括抽吸式取栓术、手动搅拌式碎栓术、机械旋转式碎栓术、肺动脉内激光碎栓术、肺动脉内支架安置术、腔静脉内滤网安置术等。

(三)病情与疗效评价

患者的不适主诉是否缓解;动态监测 D-1 二聚体,帮助判断病情变化;影像学的变化可能不能短期内见效;动态监测血凝功能,调整用药类型及剂量。

第六节　急性子宫内翻

子宫内翻指胎儿娩出后子宫底部向宫腔内陷入,甚至自宫颈翻出的病变,是产科少见但严重的并发症。可造成产妇出血、休克、感染,甚至死亡。随着医疗条件的改善,住院分娩的普及,发病率明显减少,但仍偶有发生。

一、病因与发病机制

子宫内翻都发生在弛缓的子宫,可能由于子宫底部收缩而子宫下段放松,若同时腹内压增高可使子宫翻出。常见原因有。

(一)先天性子宫发育不良

子宫壁薄弱,常呈软弱无力状态,易受外力作用而翻出。

(二)脐带过短或缠绕

在胎儿娩出过程中,宫底承受过度牵拉而内翻。

(三)第三产程处理不当

牵拉脐带是引起子宫内翻的直接原因,尤其当胎盘附着在宫底,合并有胎盘粘连,胎盘部分植入,致使子宫体伴随尚未剥离的胎盘被牵拉而翻出。或欲协助胎盘娩出或为排出宫内积血时,在收缩不良的子宫底上,不适当地用力挤压下推宫底,也可致子宫翻出。

二、分类

(一)按发生程度分类

1.Ⅰ度子宫翻出

宫底向宫腔陷入但仍在宫腔内未越过宫颈,又称部分性子宫翻出。

2.Ⅱ度子宫翻出

宫底翻出越过宫颈至阴道内,又称完全性子宫翻出。

3.Ⅲ度子宫翻出

宫底翻出至阴道口外,阴道上段亦随子宫翻出,又称子宫翻出脱垂。

(二)按子宫翻出的急缓程度分类

1.急性子宫翻出

胎儿娩出后至产后 3d 内发生的子宫翻出,以第三产程最多发生,占子宫翻出的 75%。

2.慢性子宫翻出

产后 3d 之后才发现的子宫翻出,多是急性子宫翻出未及时发现又幸免于死的患者。

三、临床表现

(一)急性子宫内翻

1.下腹剧痛及休克

当急性子宫内翻发生时产妇产生剧烈腹痛且迅速陷入休克,可能是腹膜突然受到牵拉,发生强烈刺激,加之局部血管受压,血流受阻引起。但休克与失血量可不成正比,也有人认为是出血量估计不足。

2.阴道出血

出血量多少不定,如胎盘仍附着在子宫壁上,出血可能不多;如胎盘已完全剥离或部分剥离,可发生大出血,更加重出血程度。

3.阴道肿物

在阴道口或阴道内可见一大的红色球形物,表面可有出血,仔细检查可见肿物外上方有宫颈环绕,胎盘未娩出时可见胎盘附着其表面,如在胎盘剥离后脱出,在其翻出面可见到关闭的血窦及输卵管开口部。腹部检查耻骨联合上方触不到规整的产后子宫轮廓,而可触及漏斗状的凹陷。

(二)慢性子宫内翻

多有因急性子宫内翻,未及时发现,幸免于死而迁延时日的病史;下腹坠痛或阴道坠胀感,阴道不规则出血,合并感染时阴道可流脓,有臭味;排尿排便不畅,可有贫血、发热和体质下降;阴道检查可见阴道内暗红色球形肿物,表面可有溃疡,亦可见输卵管开口。

四、诊断

（一）病史

常有第三产程处理不当：如强力牵拉脐带或大力用手在下腹部挤压下推子宫的病史。

（二）症状

产后下腹剧烈腹痛及不明原因的休克或伴有大量阴道出血。

（三）体检

下腹部扪不到子宫，耻骨联合后触及一漏斗状的凹陷。阴道检查：可见球形软组织包块，在其顶端两侧有输卵管开口凹陷。双合诊可触到肿物自扩大的宫颈口脱出。

（四）金属导尿管

导尿困难提示子宫已不在正常位置，随翻出的子宫而移位。

五、鉴别诊断

（一）子宫黏膜下肌瘤

产时无休克史，而在孕前多有月经过多病史。在阴道腔内发现球形肿块，沿肿块向上有较细的蒂通过宫颈与宫体连接，用子宫探针可自肿块周围探入宫腔。双合诊在盆腔扪到子宫。

（二）子宫脱垂

患者一般情况良好，阴道腔内或阴道口外见到的球形肿块顶端有子宫口，肿块表面为触之不出血的阴道黏膜。

六、治疗

及早发现及时处理是关键。处理方法应根据产妇有无休克、发病时间长短、阴道出血多少、胎盘有无剥离而定。

（一）一般治疗

对于由于剧痛陷入休克的患者，首先要输液，输血，纠正休克，等一般情况好转即行手法复位；如产妇一般情况良好，可先给予哌替啶、吗啡、阿托品等止痛及使子宫颈松弛，也可给予利托君或硫酸镁静脉滴注放松子宫，做好输血准备后行阴道徒手还纳术。

（二）子宫还纳

如胎盘尚未剥离，应先复位再剥离胎盘，以免复位前剥离胎盘加重出血与休克。如因胎盘附着而还纳困难或胎盘部分剥离伴有大出血时，可先剥离胎盘。

复位的方法有以下几种：

1.经阴道徒手还纳术

最好在全麻下进行，用哌替啶 50mg 或地西泮 10mg 缓慢静脉滴注。严密消毒外阴、阴道及翻出的子宫，导尿，术者用手插入阴道，手掌托宫底，手指分开触及宫颈和宫体折叠顶端，手指着力于宫体两侧，慢慢将宫体向上送，使最后翻出的部位最先复位，另一手在腹部协助，使翻出的宫腔面及宫底逐渐全部上升直至在腹部触到宫底为止，然后阴道内手指夹持宫颈与腹部手配合缓慢按摩宫体，使子宫收缩。阴道徒手还纳时注意操作轻柔，勿用力过大过猛，以免损伤子宫壁，切勿先上推翻出的宫底中部，以免将宫底推成陷窝反而阻碍复位。一旦复位，立即停用宫缩抑制药,改用缩宫素静脉滴注,促使子宫收缩,并用手固定子宫在正常位置,严密观察宫缩、阴道出血,必要时填塞宫纱防止子宫再次翻出,应用广谱抗生素预防感染。

2.经腹组织钳牵拉子宫复位术

用于急性部分性子宫翻出经阴道复位失败者。麻醉下剖腹进入腹腔,用手指扩张子宫体部翻转环,用两把鼠齿钳分别夹住翻出的子宫壁,自子宫翻转环下内侧开始,逐步牵拉,或由助手由阴道向上顶,使子宫复位。

3.经腹子宫切开复位术

分经腹子宫后壁切开复位术及经腹子宫前壁切开复位术,适用于组织钳牵拉失败者。如宫颈环紧而使还纳困难时,可切开宫颈环前壁或后壁,使环放松,后壁切开简单,但易与盆底粘连致子宫后屈,前壁切开要打开膀胱腹膜返折,然后切开环之前壁,以免损伤膀胱。还纳后将切口用肠线缝合。

经手术整复的子宫虽能妊娠,但妊娠分娩时应注意胎盘粘连滞留,产后出血,子宫破裂及再发子宫内翻,故有子女者最好整复后结扎输卵管。

七、预防

(一)正确处理第三产程

勿在胎盘未剥离时强力牵拉脐带企图娩出胎盘。

(二)正确掌握按压按摩子宫方法

切勿单纯向盆底方向按压宫底协助娩出胎盘或宫内积血,应按压耻骨联合上方子宫下段处将子宫向上托起,剥离的胎盘自然娩出。

(三)双胎、羊水过多时子宫过度膨胀

胎儿娩出后子宫易松弛,可在胎儿娩出后肌内注射或静脉注射 10U 的缩宫素或含服前列腺素制剂,促进宫缩及胎盘剥离,也可防止子宫内翻。

第八章　产褥期疾病

第一节　产褥感染

一、概述

产褥感染是指产妇分娩时及产褥期(产后6周),由于致病菌侵入生殖道,发生局部和全身的炎症性变化,又称为产褥热。发病率为1.0%～7.2%,每年由产褥感染导致的产妇死亡占产妇死亡总数的8%。绝大部分发生在产后10天之内,少数发生在产褥末期,在社会经济状况较差、有手术产、胎膜早破、宫缩时间过长、出血过多、羊水胎粪污染、产道损伤和盆腔多次检查的妇女中较常见。常见的病原体有:需氧性链球菌、大肠埃希菌、葡萄球菌、厌氧性链球菌、厌氧类杆菌、梭状芽孢杆菌、衣原体、支原体及淋病双球菌等。

产褥病率是指分娩24小时以后的10日内,每日测量4次体温,凡体温有两次达到或超过38℃者。其中包括产褥感染、上呼吸道感染、急性泌尿系感染及急性乳腺炎等。

产褥感染一旦发生可引起产妇出现高热、头痛、腹痛、厌食、心动过速、白细胞增高、子宫体增大及压痛、恶露大量增加,伴异味等一系列临床表现,并有可能引起急性子宫内膜炎、急性盆腔炎、急性盆腔腹膜炎和弥散性腹膜炎,以及血栓性静脉炎等并发症,病情严重时甚至还可因脓毒败血症及败血症危及产妇的生命,能引起不育,如附件粘连,偶尔严重产后或手术后感染还需行子宫切除术。

在我国,新中国成立前产褥感染发病率很高,产妇死亡中约半数系由产褥感染引起。新中国成立后推广新法接产,特别是抗生素的广泛使用及无菌观念的加强,使发病率明显下降,但产褥感染和产后出血、妊娠合并心脏病、重度妊娠期高血压疾病仍是孕产妇死亡的四大主要原因。

二、诊断

(一)临床症状和体征

了解妊娠、分娩及产后经过等产科病史,注意有无发生产褥感染的危险因素。产褥感染的主要临床表现为发热、腹痛和异常恶露。发热是多数产褥感染的基本症状,疼痛(下腹部、盆腔、下肢等),阴道分泌物或恶露增多,呈血性或脓性、有臭味,子宫大、软、有压痛等也是产褥感染所特有的。根据感染发生的部位将其分为以下几种类型。

1.急性外阴、阴道、宫颈炎

分娩时由于会阴部损伤或手术产而招致感染,表面为局部灼热、红肿、疼痛、下坠,有压痛、拒按,炎性分泌物刺激尿道可出现尿痛、尿频、尿急;伤口边缘可有坏死、流液或流脓、切口裂开、组织不新鲜。阴道与宫颈感染表现为黏膜充血、溃疡、化脓，日久可致阴道粘连甚至闭锁。如阴道前壁黏膜受压严重过久伴有感染，可使组织大片坏死脱落，形成膀胱阴道瘘或尿道阴道瘘。病变局限者，一般体温不超过38℃，病情发展可向上或宫旁组织，导致盆腔结缔组织炎。

2.急性子宫内膜炎、子宫肌炎

为产褥感染最常见的类型，病原体经胎盘剥离面侵入。产后发热迅速而显著，常为低热，有臭味的血性恶露。由于炎症的作用，使子宫缩复不佳，宫体较大而软，下腹不适并有子宫压痛。当发展为子宫肌层炎时，发热可持续至产后1周以上，子宫压痛更为明显。

3.急性盆腔结缔组织炎、急性输卵管炎

多于产后1周以后发生，患者症状加重，可有高热、寒战、下腹坠胀和疼痛，并伴膀胱和直肠刺激症状。检查子宫有举痛，宫旁增厚或有肿物，触痛明显。淋病双球菌沿生殖道黏膜上行感染，达输卵管与盆腹腔，形成脓肿后，可以高热不退。

4.急性盆腔腹膜炎及弥散性腹膜炎

炎症扩散至子宫浆膜层，形成盆腔腹膜炎，继续发展为弥散性腹膜炎，出现全身中毒症状：高热、寒战、呼吸心跳加快、恶心、呕吐、腹胀，高热时可有意识不清、谵妄等神经症状。检查时下腹部有明显压痛、反跳痛。由于产妇腹壁松弛，腹肌紧张多不明显。因腹膜面炎性渗出、纤维素覆盖引起肠粘连，也可在直肠子宫陷凹形成局限性脓肿。若脓肿波及肠管与膀胱，可出现腹泻、里急后重与排尿困难。急性期治疗不彻底可发展成慢性盆腔炎而导致不孕。

5.盆腔及下肢血栓性静脉炎

盆腔血栓性静脉炎可累及卵巢静脉、子宫静脉、髂内静脉、髂总静脉及下腔静脉，病变常为单侧性。患者多于产后1～2周，继子宫内膜炎之后出现寒战、高热，反复发作，持续数周，虽已用抗生素但无理想效果，不易与盆腔结缔组织炎鉴别。下肢血栓性静脉炎病变多在股静脉、腘静脉及大隐静脉。出现弛张热、下肢持续性疼痛、局部静脉压痛或触及硬索状，并由于血液回流受阻，引起下肢水肿、皮肤发白，习称"股白肿"。下肢血栓性静脉炎多继发于盆腔静脉炎或周围结缔组织炎。

6.脓毒血症及败血症

当感染血栓脱落进入血液循环，可引起脓毒血症，出现肺、脑、肾脓肿或肺栓塞而致死。若细菌大量进入血液循环并繁殖形成败血症，表现为寒战、高热，重者谵语、昏迷，危及生命。

7.剖宫产腹部切口、子宫切口感染

剖宫产术后腹部切口的感染多发生于术后3～5天，局部红肿、触痛、组织侵入有明显硬结，并有混浊液体渗出，伴有脂肪液化者其渗出液可呈黄色浮油状，严重患者组织坏死、切口部分或全层裂开，伴有体温明显升高，超过38℃。

(二)实验室检查

1.血常规

血白细胞计数升高，且有核左移。

2.血清C—反应蛋白测定

对可疑感染病例，可在亚临床期发现感染，有助于感染的早期诊断。

3.病原体确定

(1)病原体培养和药敏感试验：伤口局部、阴道拭子、阴道分泌物、宫腔分泌物培养均有意义。如体温＞38℃以上并伴有寒战者，应做血培养，阳性则是菌血症的佐证。

(2)分泌物涂片检查：对淋球菌或厌氧菌感染有一定的参考意义。

(3)病原体抗原抗体检测：可采用相应免疫试剂盒进行快速检测。

4.B超

可对产褥感染形成的炎性包块、脓肿做出诊断。

5.彩超

可确定有无静脉血栓及血栓的部位、大小、弥散性还是局限性，了解静脉血流是否通畅。

三、治疗纵观

应积极处理，切勿耽搁时机，否则病情加剧随时可致患者因中毒性休克、多脏器功能衰竭而死亡。治疗原则是控制感染，辅以整体护理、清理感染灶、手术或中药等综合治疗。清除感染灶是治疗的关键，伤口和切口感染应及时给予清洗，热敷，消炎或切开引流等酌情处理，抗感染治疗非常重要。最好根据细菌培养和药敏试验选择细菌敏感的抗生素。

四、治疗措施

(一)一般治疗

产妇取半卧位，以利恶露排出和炎症局限于盆腔内。进食高蛋白、易消化的食物，多饮水，补充维生素，必要时补液。注意纠正酸中毒及电解质紊乱，贫血者应予补血。发热者以物理退热方法为主，高热者酌情给予50～100mg双氯芬酸栓塞肛门退热。重症患者应少量多次输新鲜血或血浆、清蛋白，以提高机体免疫力。

(二)药物治疗

对发生产褥感染的患者，除应进行一般性的支持治疗外，抗生素的合理应用成为治疗产褥感染的关键。抗生素的合理选用与及时的病原学诊断有很大关系，为寻找病原菌需作病灶分泌物(主要是宫腔)细菌培养及药物敏感性试验。然而治疗往往需在得到细菌培养结果之前即开始，因此必须根据临床症状及临床经验选用抗生素。

鉴于产褥感染多为混合菌感染，因此应联合使用抗生素，一般以青霉素和氨基糖苷类抗生素合用作为首选，亦可选用氨苄西林或青霉素或头孢菌素Ⅱ加庆大霉素或卡那霉素，也可并用甲硝唑。如青霉素过敏可改用红霉素。以后视病情变化，细菌培养及敏感试验选用其他抗生素。青霉素对革兰阳性细菌和除脆弱类杆菌以外的厌氧菌有效；氨基糖苷类抗生素，如庆大霉素对大多数革兰阴性杆菌有效，但氨基糖苷类抗生素对少数孕妇在乳汁中有分泌，对新生儿听神经有影响，故需慎用；头孢菌素：第一代头孢菌素对革兰阳性菌如金黄色葡萄球菌、链球菌作用强，对肠球菌无效；对革兰阴性菌的作用较第二、三代弱；对肾脏有一定损害。第二代头孢菌素对革兰阴性菌作用优于第一代，不及第三代，对革兰阳性菌作用优于第一代，次于第三代；肾毒性较第一代弱。第三代头孢菌素对β_2内酰胺酶稳定，抗菌谱广而强，对肾基本无害，其抗菌谱广，长效，半衰期约7～8小时，对革兰阴性及阳性菌均有抗菌作用，不易透过血—胎盘屏障，对母婴不良反应小。

肝功能不全者忌用四环素、红霉素、氯霉素。肾功能不全者忌用庆大霉素,四环素及头孢来星,但可使用红霉素及氯霉素。林可霉素虽对厌氧菌感染有效,但有可能引起假膜性肠炎。氯霉素对产褥感染疗效虽好,但偶可引起再生障碍性贫血,故除病情严重者外,使用较少。

使用抗生素的原则是:剂量要足,时间要够,且以静脉给药为主,持续到临床治愈后 3 天再停药,以彻底控制感染,勿使其迁延为慢性;严重感染时应使用杀菌剂,常用二联;注意对乳儿的影响:抗菌药物在乳汁中浓度高,且对乳儿有影响的药物有:磺胺类药、氯霉素、红霉素、四环素、甲氧苄啶(TMP)、异烟肼类,孕妇应用时,应暂停哺乳;经足量抗生素治疗,体温仍持续不降者,应考虑有无盆腔脓肿,有无盆腔血栓性静脉炎,以及是否耐药等。必要时可结扎卵巢静脉。高热不退者,在应用抗生素的同时,可酌情加用氢化可的松或地塞米松,也可使用物理降温。

(三)手术治疗

子宫内膜炎、子宫肌炎注意清除宫腔残留物。外阴或腹壁切口感染者可采用物理治疗,如红外线或超短波局部照射,有脓肿者应切开引流。会阴伤口感染时也可局部湿热敷,如化脓应提前拆线,并扩创引流,也可用 1∶5000 高锰酸钾坐浴。盆腔脓肿突入阴道后穹窿者,可行后穹窿切开引流。盆腔脓肿出现于腹股沟韧带上方者,可经腹壁切开引流,附件脓肿须剖腹探查切除脓肿。当感染灶来自子宫而出现严重败血症或中毒性休克不能控制时,应考虑子宫切除,以清除感染灶。

(四)宫缩剂

可适当用子宫收缩剂,如益母草,催产素及麦角新碱等,以促进子宫收缩,并有利于感染性分泌物的排出。

(五)盆腔血栓性静脉炎

对深部的血栓性静脉炎,除用抗生素外,尚应采用抗凝物,以控制血栓进一步发展和防止新血栓形成:肝素 1mg/(kg·d)加入 5%葡萄糖液 500mL 中,静脉滴注,每 6 小时 1 次,连用 4～7日;尿激酶 40 万 U 加入 0.9%氯化钠液或 5%葡萄糖液 500mL 中,静脉滴注 10 日,用药期间检测凝血功能;同时可口服双香豆素、阿司匹林或双嘧达莫。若化脓性血栓不断扩散,可考虑结扎卵巢静脉、髂内静脉等,或切开病变静脉直接取栓。下肢血栓静脉炎应抬高患肢,局部热敷,待疼痛消失,体温正常后方可下床活动。

(六)中毒性休克

应大力抢救,除吸氧,给大剂量抗生素外,尚需补充血容量,使用低分子、右旋糖酐,羧甲淀粉及糖盐水等。同时纠正酸中毒及电解质平衡紊乱,应用血管舒张药及肾上腺皮质激素等。发生弥散性血管内凝血时应及早应用肝素及其他有关治疗。

(七)中药治疗

中药治疗则为清热解毒、凉血化瘀,可用五味消毒饮和失笑散加丹皮、赤芍、鱼腥草、益母草。

(八)预防

1.加强孕期卫生宣教

临产前一个月避免性生活和盆浴,加强营养,纠正贫血,及时治疗外阴阴道炎、宫颈炎,避免胎膜早破。

2.产程中

避免滞产、严格无菌操作、正确掌握手术指征,及时防治产道损伤及产后出血,必要时应用抗生素预防感染。

3.产后

剖宫产者术后预防性给予抗生素,鼓励产妇早下床活动,不能离床活动者应在床上多活动下肢。

第二节　产褥中暑

一、概述

产褥中暑指产褥期产妇在高温、高湿和通风不良的环境中体内余热不能及时散发,引起以中枢性体温调节功能障碍为特征的高热、水电解质平衡紊乱、循环衰竭与神经系统功能损害。产后皮肤汗腺排泄功能旺盛,产妇借此排出体内潴留的水分,因此有显著的利尿现象,出汗也特别多,可以经常见到产妇衣、被为汗水浸湿,以夜间睡眠和初醒时更明显,夜间尤甚。出汗也是一种散热方式,当环境温度超过 35℃时,机体依靠大量汗液蒸发进行散热。在汗液、尿液、乳汁、恶露的排出过程中,大量水分、电解质等随之丢失,需及时补充。重度产褥中暑是孕产妇死亡的原因之一。在怀孕以及产后阶段孕产妇在生理上和心理上都有着较大的变化,有调查表明:400 名孕妇在怀孕阶段所受的关注度要明显高于产后,焦虑,燥热等多见于年轻产妇,厌食,失眠则在年纪稍大产妇中比较常见。因此不应该忽视产后阶段对产妇的关心和合理照料。

随着全球气候变暖,高温气候持续时间延长,产褥中暑成为产科的常见病。产褥中暑是可以预防的,关键是做好卫生宣教、围生期保健工作,告诫产妇必须破除旧风俗习惯,居室要通风,衣着要适宜并及时补充钠盐。作为医护人员动态观察病情变化,积极采取相应的治疗与护理措施,有效地控制病情的发展,使受累器官避免进一步损伤,此外,还要预防和积极治疗产褥感染,让患者得到尽快的恢复。

二、诊断

(一)中暑前兆

口渴、多汗、四肢乏力、恶心、呕吐、头晕、眼花、胸闷心悸;体温轻、中度增高。若能及时将产妇移至通风处,减少衣着,补充盐水,可很快好转。

(二)轻度中暑

产妇体温增高达 38.5℃以上,剧烈头痛,恶心,胸闷加重,脉搏、呼吸加快,无汗,尿少,全身可满布汗疹。此时如能得到适当治疗,多能恢复。

(三)重度中暑

体温达40℃以上,出现中枢神经系统症状,如嗜睡、谵妄、抽搐、昏迷等,可有呕吐、腹泻及多部位出血。体检发现:面色苍白、心率快、呼吸急促、血压下降、对光反射,神经、生理性反射减弱或消失,脉搏细数,继而进入昏迷状态。持续谵语、惊厥,血压下降,面色苍白,瞳孔缩小,对光反射、膝反射减弱或消失是危急症候,如抢救不及时,可于数小时内因呼吸循环衰竭、脑水肿而死亡。夏天高温季节多见发病。夏季天气炎热,但是一些旧风俗习惯却要求产家紧闭门窗,产妇深居室内,包头盖被,穿长袖衣、长裤,紧扎袖口、裤脚。且滴盐不进,只进食一些红糖伴稀饭、干苋菜等。当夏季气温骤升,住房矮小,室温过高,湿度很大,产妇出汗散热又受到严重障碍时,将导致体温中枢调节失常,结合产妇居住环境不通风及衣着过多,出现上述典型临床表现多能诊断。应注意与产后子痫和产褥感染、败血症等相鉴别。产褥感染产妇可以发生产褥中暑,产褥中暑患者又可以并发产褥感染。

三、治疗纵观

产褥期的体温多数在正常范围内,若产程延长致过度疲劳时,体温可以在产后最初24小时内略升高,一般不超过38℃。由于产褥期是指从胎盘娩出至产妇全身各器官除乳腺外恢复或接近正常未孕状态所需的一段时期,因此在这一时期,母体发生着一系列的变化,首先,心理上的,NobleRE的文章指出流行病学调查显示女性(21.3%)产生情绪低落的百分比几乎是男性(12.7%)的两倍。MosesKolko EL、Roth EK的研究更加明确地指出产后抑郁的发生率在10%～15%,产前抑郁的患病率在城市里的贫穷人群中占到26%,同时指出,母亲的情绪低落直接影响着胚胎及婴儿的发育生长。因此产褥期对产妇的合理健康照料是十分重要的。Ward KA,Adams JE,Mughal MZ的研究指出了不同阶段骨骼系统的变化。产褥中暑大都系人们受旧风俗习惯影响,缺乏卫生知识,误认为产妇怕风,所以让产妇穿很多衣服,门窗关严,使产妇生活在高温、高湿的不良环境中。出汗也是一种散热方式,气温超过皮肤温度(32～34℃)时,人体散热功能受到影响,使传导、辐射停止而靠蒸发,机体依靠大量汗液蒸发进行散热。在汗液、尿液、乳汁、恶露的排出过程中,大量水分、电解质等随之丢失,需及时补充。但是旧风俗习惯怕产妇受风而要求关闭门窗,产妇深居室内,包头盖被,穿长袖衣、长裤、紧扎袖口、裤脚,使居室和身体小环境处在高温,高湿状态,严重影响产妇出汗散热,导致体温调节中枢功能衰竭而出现高热,意识丧失和呼吸循环功能衰竭。当人体处于超过散热机制能力的极度热负荷时,这样超量热积于体内引起调节及水、钠代谢障碍,从而导致前述诸症状。Haas JS、Jackson RA、nlentes－Afflick E、Stewart AL等人对妇女从怀孕到产后的健康情况做了一项调查,显示:妇女的健康状况在怀孕到产后有着实质性的变化,比如说,身体功能的下降,怀孕前身体功能较好,孕期有所下降,产后则又有所提高。这对给予孕产妇合理健康的照料有很好的指导意义。Davies GAL及Wolfe LA等通过大量的文献分析指出在怀孕期间和产后应进行符合生理变化需要的适当锻炼(加拿大妇产科协会的临床实践的指导方针)。而不应该受旧风俗习惯的影响关门闭户,深居室内。

产褥中暑的治疗原则是立即改变高温和不通气环境，迅速降温，纠正水、电解质与酸碱紊乱，积极防治休克，补充水分及氯化钠。同时采用物理降温。首先将患者移置凉爽通风的地方，全身用冰水或酒精擦浴，在头、颈、腋下、腹股沟、腋窝部浅表大血管分布区放置冰袋，并用力按摩四肢，促进肢体血液循环，以防止周围血液循环的淤滞，已发生循环衰竭者慎用物理降温，以避免血管收缩加重循环衰竭。在采用物理降温的同时，应用药物降温，以氯丙嗪为最常用。其主要作用是抑制体温调节中枢，扩张血管，加速散热，松弛肌肉，减少震颤，降低器官的代谢和氧消耗量，防止身体产热过多。重视纠正脑水肿，可用20%甘露醇或25%山梨醇250mL快速静脉滴注。采用药物降温，当血压下降时，停用氯丙嗪改用地塞米松。药物降温的用法是将氯丙嗪25～50mg溶于生理盐水500mL中静脉滴注，在1～2小时内滴完。如情况紧急，可用氯丙嗪25mg或异丙嗪25mg溶于5%葡萄糖溶液生理盐水100～200mL中静脉滴注，在10～20分钟内注完。若在2小时内体温并无下降趋势，可重复给药。降温过程中应加强护理，注意体温、血压、心脏情况，待肛温降至38℃左右时，应即刻停止降温。在降温的同时，应积极纠正水、电解质紊乱，24小时补液量控制在2000～3000mL，并注意补充钾、钠盐。加强护理注意体温、血压、心脏及肾脏情况。对抽搐患者可用地西泮、硫酸镁等抗惊厥、解痉，也可用地西泮10mg肌内注射，同时用抗生素预防感染。出现心、脑、肾并发症时，应积极对症处理。呼吸衰竭用尼可刹米、洛贝林对症治疗。心力衰竭可给予洋地黄类制剂，如毛花苷C 0.2～0.4mg缓慢静脉注射，必要时4～6小时重复。产褥中暑的关键在预防，做好卫生宣教，能识别产褥中暑的先兆症状。破除旧风俗习惯，居室保持通风，避免室温过高，产妇衣着应宽大透气，有利于散热，以舒适为度。

四、治疗

原则是迅速改变高温、高湿和通风不良的环境，降低患者的体温，及时纠正脱水、电解质紊乱及酸中毒，积极防治休克。

(一)降温

1.环境降温

将患者移置凉爽通风的地方，脱去产妇过多衣着，室内温度宜降至25℃。

2.物理降温

全身用冰水或酒精擦浴，在头、颈、腋下、腹股沟、腋窝部浅表大血管分布区放置冰袋，并用力按摩四肢，促进肢体血液循环，加速散热，若产妇神志清楚，应鼓励产妇喝冷开水或冰水。

3.药物降温

用氯丙嗪25～50mg加入生理盐水500mL，静脉滴注，1～2小时内滴完，1～6小时可重复1次，高热昏迷抽搐危重患者或物理降温后体温复升者可用冬眠疗法，常用冬眠1号(哌替啶100mg，异丙嗪50mg，氯丙嗪50mg)。每30分钟测体温1次，用退热药物后密切观察患者出汗情况，及时更换衣服、被褥，并温水擦浴保持皮肤清洁。使用药物降温时需监测血压、心率、呼吸等生命征，注意体温、血压、心脏及肾脏情况，降温过程中应加强护理。如血压过低，不能用氯丙嗪，可用氢化可的松100～200mg加入5%葡萄糖氯化钠注射液500mL静脉滴注，同时可用解热镇痛药物。一旦肛温降至38℃左右时，应停止降温。

（二）保持呼吸道通畅

给予氧气吸入，密切观察患者的呼吸频率、深浅、血氧饱和度（SPO_2）和血气分析值以判断呼吸窘迫的程度。SPO_2＜90％、血氧分压 PaO_2＜60mmHg 应予以机械通气。若通过氧疗、吸痰等措施，SPO_2保持在94％以上者，可不给予机械通气治疗。

（三）周围循环衰竭者

应补液，维持水、电解质及酸碱平衡。纠正水、电解质紊乱小时补液量控制在2000～3000mL并注意补充钾、钠盐，输液速度宜缓慢，16滴/min，以免引起肺水肿。用5％碳酸氢钠纠正酸中毒。

（四）脑水肿

可用20％甘露醇或25％山梨醇快速静脉滴注。

（五）抽搐患者

应于患者口腔内置牙垫于上下齿之间防止舌咬伤，适当约束患者四肢，加床档以防坠床。同时可用地西泮10mg肌内注射、或用10％水合氯醛10～20mL保留灌肠，以此来抗惊厥、解痉。

（六）重度患者

重度患者有时合并口鼻出血、呕血，应立即经口气管插管，防止呕吐物吸入引起窒息，必要时准备呼吸机治疗，每2小时向气管内滴入1次生理盐水与糜蛋白酶等组成的气滴液5mL，并翻身拍背、吸痰。

（七）给予抗生素预防感染

观察患者子宫下降情况，恶露的量、色、味，会阴切口或腹部切口愈合情况。用1/1000呋喃西林液进行会阴擦洗，2次/d，保持局部清洁，预防会阴切口感染和逆行感染，剖宫产患者注意及时换药，促进伤口愈合。患者意识尚未完全清醒前应留置导尿管，记录24小时出入量，应用生理盐水200mL膀胱冲洗必要时加抗生素，2次/d，防止尿液中的血凝块阻塞导尿管和预防尿路感染。

第三节　产后尿潴留

一、概述

产后尿潴留即产后不能自行排尿，导致尿潴留称为产后尿潴留。2003年，ClaVindK及BjorkJ在一项临床研究中调查显示：需要通过器械助产分娩，括约肌断裂以及会阴严重撕裂伤在尿潴留观察组的发生率要明显增加。在一项国外临床研究中调查显示：通过器械助产分娩，括约肌断裂以及会阴严重撕裂伤在尿潴留观察组的发生率要明显高于对照组。并指出产后尿潴留的发生率大概为0.7%。多数产妇于分娩后4～6小时内可以自行排尿,但有些产妇产后长时间(>8h)膀胱充盈,而不能自行排尿,若产后6～8小时排尿困难,尿液点滴而下或完全闭塞不通,伴有小腹胀急疼痛,或产后多日小便不能排尽,膀胱内残留尿超过100mL,这种现象称之为产后尿潴留。多见于初产妇,特别是手术产及行会阴切开者占多数。产后尿潴留是产科的常见并发症,大多发生在第二产程滞产时。由于胎先露,胎头对膀胱及骨盆底长时间的压迫,产程过长,造成暂时性神经支配障碍,特别是引起了膀胱三角区组织水肿,以及会阴部侧切口的疼痛反射性的盆底肌肉痉挛,或因产后腹肌松弛排尿无力,或精神因素、惧怕疼痛、不习惯卧床排尿等所引起。孕期体内潴留多量水分,需在产褥早期主要经肾脏排出,故产后最初5日尿量明显增多。但在分娩过程中,膀胱受压、黏膜水肿充血,肌张力降低使正常排尿反射异常、再加上会阴伤口疼痛、不习惯于卧位排尿等原因,容易发生尿潴留。

如尿液完全潴留膀胱,称为完全性尿潴留;如排尿后仍有残余尿液,称为不完全性尿潴留。急性发作者称为急性尿潴留;缓慢发生者为慢性尿潴留。

二、诊断

(一)病史

应询问是否有难产、手术产(如会阴侧切、胎头吸引术)史。

(二)临床表现

一般产后经过4～6小时,或剖宫产保留尿管,除去后4～6小时难以自行排尿,小便不通或点滴而下,或见有血尿,可伴有小腹胀急疼痛,或尿意频频。小腹部可扪及高度充盈的膀胱,行导尿术可有小便排出,尿常规一般无异常。急性尿潴留者,下腹部膨隆,触扪膀胱区产妇有尿意、压痛,叩诊呈浊音;慢性尿潴留者,部分患者膀胱极度扩张,充满盆腔甚至达脐上,腹部压痛不明显。

(三)辅助检查

1.实验室检查

急性尿潴留者,尿常规正常;慢性尿潴留者,常尿液浓缩,尿比重增加,尿液中可有红、白细胞和少量的蛋白质。应与产后尿道感染相鉴别。

2.B超检查

小便后,膀胱内残余尿高于100mL即可诊断为尿潴留。应与产后小便生产障碍相鉴别。

三、治疗纵观

尿潴留是孕妇在产后阶段常见且让产妇十分痛苦的并发症,在孕期的妇女,因其膀胱发生生理的改变,而更加易于使其在分娩后几小时至数天内发生尿潴留的症状。Saultz JW等对产后尿潴留的发生率和发病特征进行研究调查和分析得出:产后尿潴留的发生率为1.7%～17.9%,与产后尿潴留发生的相关因素包括:初次经阴道分娩;硬膜外镇痛;剖宫术。最初的治疗多采用支持疗法来促进增强自主排尿的可能性,如心理疏导,早期下床活动,给其相对私人安静的环境,温水冲洗外阴等,如果都没有明显作用,则可给予其留置导尿管,当膀胱充盈超过700mL时,由于此时很有可能反复留置导尿管或延长放置时间,因此可以预防性地使用抗生素来防止感染。

(一)尿潴留原因分两类

1.尿道梗阻

尿潴留可由于尿道炎症水肿或结石、尿道狭窄、尿道外伤、前列腺肥大或肿瘤、急性前列腺炎或脓肿、膀胱肿瘤等阻塞尿道而引起。

2.神经因素

各种原因所致的中枢神经疾患以及糖尿病等所致自主神经损害都可引起尿潴留。

(二)尿潴留可继发其他疾病

主要在于如下。

1.继发尿路感染

因尿潴留有利于细菌繁殖,容易并发尿路感染,感染后难以治愈,且易复发,加速肾功能恶化,例如,男性前列腺肥大和女性尿道狭窄患者,常出现部分尿潴留,但其无自觉排尿障碍,对这类患者需及早诊治,清除残留尿,有效控制尿路感染,保护肾功能。

2.继发反流性肾病

因尿潴留使膀胱内压升高,尿液沿输尿管反流,造成肾盂积液,继之肾实质受压、缺血,甚至坏死,最后导致慢性肾衰竭。

产后尿潴留是产科的常见并发症,大多发生在第二产程滞产时,多因第二产程延长,胎先露,长时间持续压迫膀胱,使膀胱底部充血水肿,膀胱肌麻痹,尿道水肿,尿道口闭塞。产后盆腔内压力突然下降,引起盆腔内瘀血;产后腹壁松弛,盆腔空间增大,膀胱的容量也增大,膀胱对内压增高不敏感,当尿液过多时,膀胱的张力更下降,感觉性也更低,尿潴留时没有尿意,加上产程过长引起体力的大量消耗,而导致排尿困难;产前或产程中应用大剂量的解痉镇静药,如妊娠期高血压疾病应用硫酸镁,莨菪类等药物降低膀胱的张力而致尿潴留; 或因会阴切口疼痛,或精神紧张不敢努力自行排尿,反射引起盆底肌肉痉挛。产前膀胱过度充盈,未注意护理,使膀胱紧张度及感受性降低,甚至神经麻痹,或由产科麻醉所引起。妊娠期为适应妊娠的需要,肾集合系统、输尿管均有生理性扩张。生产后体内潴留的大量水分均在产后数天经肾脏排出,故尿量明显增加。急性尿潴留,因膀胱极度扩张,如处理不及时,脊髓及排尿中枢失调,膀胱肌失去正常收缩功能。慢性尿潴留时,除排尿中枢失调外,因膀胱肌肉为克服尿道阻力,持续收缩,久之膀胱壁肌纤维增生变厚,残余尿增多,可引起膀胱输尿管反流和肾盂积水,导致肾功能损害。

由于产时及产后会应用大剂量的解痉镇痛药,那么由此而引起的是否由于这些镇痛药物的使用而增加了产后尿潴留的发生率的争论也引起了众多学者的关注。2002 年 Liang CC,Tsay PT 等人进行的一项调查研究:搜集了 110 名为减轻分娩时疼痛而使用硬膜外镇痛泵的经阴道分娩的初产孕妇作为一组;100 名相同情况下未使用硬膜外镇痛泵的初产妇作为对照组,发现:使用了镇痛泵的一组,特别是膀胱充盈超过 500mL 的,与对照组比较都有明显的产程延长,高百分比的机械助产,以及广泛的阴道或会阴部的撕裂伤。只有极少的产妇在产后 6

个月依然有排尿问题。2006 年，Evron S 等比较产妇分娩时使用罗哌卡因和芬太尼混合罗哌卡因患者自控硬膜外镇痛（PCEA）对产后尿潴留的影响，采用随机双盲法，将 198 例要求用硬膜外自控镇痛泵的产妇分为罗哌卡因组（R 组 n＝100）和芬太尼混合罗哌卡因组（RF 组 7，n＝98），分别用 0.2％罗哌卡因和 0.2％罗哌卡因加上 2μg/mL 芬太尼，临床上每小时估算一下膀胱的充盈程度，用 B 超来监测残尿量，结果显示：加了芬太尼的一组并没有增加产后尿潴留的风险并可提供良好的镇痛效果。Beilin 指出硬膜外腔分娩镇痛存在三方面争议问题：剖宫产率是否会增加，少数人认为可能增加，但多数人认为与其他分娩镇痛方法并无差别；母乳喂养困难问题，多数人认为分娩镇痛好，产妇心情也好，母亲与新生儿接触提前，这样有助于顺利哺乳成功；是否会引起并发症，有人报告产妇体温上升 0.07℃/h，多数人认为体温的变化微小，无显著性差异。

由于尿潴留不仅可以导致尿路感染，膀胱麻痹，体内代谢废物积聚，也影响产后子宫的恢复，致阴道出血量增多，易导致产后泌尿道感染，它增加了产妇的痛苦，故应及时处理。Zaki MM 等曾报道，在产后尿潴留的诊断标准上并没有统一意见，但在分娩期和产后对膀胱的护理很重要，要密切观察并及时给予处理。其治疗原则为：为防止尿潴留发生，应鼓励产妇尽早自解小便。产后 3～4 小时即应让产妇排尿。若排尿困难，应解除怕排尿引起疼痛的顾虑，鼓励产妇坐起排尿，用热水熏洗外阴，用温开水冲洗尿道口周围，或按摩膀胱，诱导排尿。下腹置热水袋，针灸以及肌内注射新斯的明均可起到促使排尿的作用。若使用上述方法均无效时应予导尿，必要时留置导尿管 1～2 日，因导尿法可能造成尿路感染，因此一般不要轻易导尿，如膀胱充盈超过 700mL 时可用此法，并留置导尿管，24 小时后多能自行排尿。注意产褥期会阴伤口处理，避免伤口水肿、感染而刺激尿道。饮食宜清淡且富于营养，忌食生冷寒凉及辛辣香燥之品，产后短时间内多饮汤水，从而引起尿意。

四、治疗

（一）心理疏导

解除产妇的紧张心理，让产妇树立信心，用温水冲洗外阴，按摩腹部膀胱膨隆部，以推压手法环形按摩 5 分钟左右，此方法简便易行，无不适感，同时还可促进子宫收缩，减少产后出血。可让产妇听到流水声刺激其尿意而促进排尿；让产妇精神放松，采取自己习惯的排尿体位；产后要尽早鼓励产妇多饮水，及时下床解小便。

（二）热敷疗法

用消毒的湿热巾敷于肿胀的尿道口及下腹部，促使尽快消肿，按摩膀胱，诱导排尿。或将热水倒入便盆内，令产妇坐其上，利用湿热蒸汽的熏蒸可使尿道口痉挛缓解而排尿，也可给予肛门注入开塞露后刺激排大便，借腹肌力量促进膀胱排尿。

（三）红外灯或周林频谱仪照射排尿法

用红外线或周林频谱仪在产生尿潴留的膀胱区照射 15～20 分钟，效果良好，电磁波本身具有解除平滑肌痉挛的作用，并能促进神经传导的功能恢复，红外线的主要生物学效应是热，热能进入人体组织后亦具有松弛平滑肌的作用，两者均可解除膀胱括约肌的痉挛，促进尿液排出，其优点是操作简便，患者无任何痛苦。

(四)低压灌肠法

肛门括约肌与膀胱括约肌有协同作用，当排出灌肠液同时，尿液也随之排出。

(五)开塞露纳肛法

柯国琼等利用排便促使排尿的神经反射原理，采用开塞露纳肛，促使逼尿肌收缩，内括约肌松弛而导致排尿。

(六)药物治疗

1.卡巴胆碱

0.25mg 肌内注射，促使膀胱平滑肌收缩而排尿。必要时给予抗生素以防尿路感染。

2.溴新斯的明

有抗胆碱酯酶的作用而起到刺激胆碱能神经的兴奋作用，对膀胱过度充盈而麻痹者有效。口服片剂 1 次 15mg，针剂为 0.5mg/mL 或 1mg/2mL，肌内注射，或双侧足三里穴位封闭，促使排尿，或加兰他敏 2.5mg 肌内注射促进排尿。

3.安贝氯铵

安贝氯铵又称美斯的明，作用也是抗胆碱酯酶，类似新斯的明，为片剂，每次服 5～25mg，每日 3 次。

(七)导尿法

在诱导排尿无效时，临床上常采用无菌导尿术留置导尿管导尿，应在严格无菌操作下放置导尿管，排空膀胱并保留尿管开放 24 小时，使膀胱充分休息，然后每 2～4 小时开放尿管 1 次，以锻炼膀胱肌肉的收缩功能，1～2 天后撤除尿管多能自行恢复排尿功能。然而有报道在对 120 例尿路医院感染的发生及其相关因素进行调查时，发现导尿所致的尿路感染是最直接、最严重的相关因素。近几年来，Foley 管由于其易固定、便于清洁而在临床上广泛应用，但由此引发的问题如拔尿管困难致尿道损伤往往在解除尿潴留的同时，又额外地增加了患者的痛苦和经济负担，如果反复插导尿管，应给予抗生素治疗，防止感染。

第四节　子宫复旧不良

一、概述

产褥期间变化最大的是子宫体。正常情况下，分娩后，由于子宫体肌纤维收缩及缩复作用，肌层内的血管管腔狭窄甚至栓塞，使局部血液供应明显减少，子宫肌细胞缺血发生自溶而逐渐缩小，胞浆减少，因而子宫体积明显缩小，子宫腔内胎盘剥离面随着子宫的逐渐缩小，加之子宫内膜的再生使得剥离面的修复，子宫通常在产后 5～6 周时恢复到接近非孕时状态，这个过程称为子宫复旧。当上述复旧功能受到阻碍时，即发生子宫复旧不全。导致子宫复旧不全的主要原因有胎盘、胎膜残留、蜕膜脱落不完全；子宫内膜炎、子宫肌炎或盆腔感染；子宫肌瘤；子宫过度后屈或侧屈致使恶露排出不畅，而滞留宫腔；胎盘面积过大影响子宫复旧；多产妇因多次分娩使子宫纤维组织相对增多，影响子宫收缩；膀胱过度充盈。

二、诊断

(一)临床表现

血性恶露持续时间长，从正常的仅为3天，延长至7～10天，甚至更长。若病因为胎盘残留，则血性恶露持续时间长，而且血量也明显增多，此时恶露常混浊或伴有臭味，有时能见到坏死的残留胎盘组织和(或)胎膜组织随恶露一起排出。在血性恶露停止后，若有脓性分泌物流出，提示伴有子宫内膜炎症。患者在这段期间常有腰痛及下腹坠胀感，但也有少数患者血性恶露极少，而主要是下腹部出现剧烈的腹痛。

(二)妇科检查

双合诊检查，发现宫颈较软，宫颈外口至少能通过一指，子宫较同时期正常产褥子宫稍大稍软，多数子宫呈后倾后屈，并有轻压痛。若因子宫内膜炎，子宫肌炎或盆腔感染所致的子宫复旧不良时，子宫压痛更明显，甚至附件区也有不同程度的压痛。

(三)影像学检查

子宫较大，子宫腔内有残留胎盘或胎膜影像，则可通过B超检查确诊为胎盘残留或胎膜残留所致的子宫复旧不全；当怀疑有胎盘植入时，使用MRI更有利于诊断；若见到子宫肌壁间肌瘤或子宫腺肌瘤影像，即可确诊子宫复旧不伞的病因。

(四)诊断性刮宫

确诊方法，如有炎症，首先应用广谱抗生素1～2天后刮宫，刮出物送病理检查。

三、治疗纵观

为预防子宫复旧不全的发生，应注意预防措施。包括在妊娠期间，重视能够增强孕妇体质的一切措施。临产后，正确处理胎盘及胎膜的娩出，认真检查娩出的胎盘胎膜是否完整，并注意检查胎盘胎儿面边缘有无断裂血管，以便能够及时发现副胎盘。若怀疑有副胎盘，部分胎盘残留或大部分胎膜残留，应在严密的无菌操作下伸手入子宫腔内取出全部残留组织。若检查胎膜后确定仅有少许胎膜残留，产后可及时应用子宫收缩剂和抗生素，等待其自然排出及预防感染。为了避免产后尿潴留，嘱产妇于胎盘娩出后4小时内及时排尿。若产后6小时仍不能自行排尿诊断为尿潴留时，应及时处理，必要时导尿。嘱产妇避免长时间仰卧位，并鼓励产妇早期下床活动。若确诊为子宫后倾后屈位，每天应行胸膝卧位2次，每次15～20分钟予以纠正。

随着超声技术在妇产科的广泛应用，更加有利于子宫复旧不全确诊病因，如发现确有子宫复旧不良，可以使用宫缩剂促其恢复；当发现有胎盘胎膜残留可以抗感染后行刮宫术；如发现有子宫肌瘤，可以促宫缩处理，如无效则可考虑手术切除子宫。广谱抗生素及长效促子宫收缩制剂的应用，为子宫复旧不良的治疗提供了有效的保证。

四、治疗措施

促进子宫收缩发现子宫复旧不全时，应给予子宫收缩剂治疗：最常用的药物有：麦角新碱

0.2～0.4mg,每天2次肌内注射;缩宫素10～20U,每天2次肌内注射;麦角流浸膏2mL,每天3次口服;益母草颗粒剂2g,每天3次冲服;生化汤25mL,每天2～3次口服;产妇康冲剂20g,每天3次冲服。以上各药至少应连续用2～3天。长效缩宫素制剂:卡贝缩宫素(巧特欣)是一种合成的具有激动剂性质的长效催产素九肽类似物。其临床和药理特性与天然产生的催产素类似。卡贝缩宫素与子宫平滑肌的催产素受体结合,引起子宫的节律性收缩,在原有的收缩基础上,增加其频率和增加子宫张力,促进子宫的复旧,用法100μg加入莫菲管滴注。前列腺素制剂:卡前列素氨丁三醇(欣母沛)是含有天然前列腺素F2的(15S)－15甲基衍生物的氨丁三醇盐溶液,适用于肌内注射及子宫肌内注射射,可以取得良好的促子宫收缩效果。

确诊为胎盘胎膜残留所致的子宫复旧不全时,应首先使用抗感染治疗后再行刮宫术,以免发生感染扩散。应全面彻底地刮除残留组织及子宫蜕膜,以达到止血和进行病理检查的双重目的,还应注意排除子宫绒毛膜癌。术后给予子宫收缩剂促进子宫收缩,并继续应用广谱抗生素1～2天。针对植入性胎盘、胎盘粘连患者,在刮宫前服用米非司酮75mg/d,连用7天,再行刮宫,具有安全、简便、止血效果好、不易形成胎盘残留等优点。

若确诊子宫复旧不良的病因为子宫肌瘤,治疗方法主要是应用子宫收缩剂,促进子宫收缩减少出血。如治疗无明显效果,阴道流血仍多,则应考虑行子宫切除。

第五节　产后抑郁症

一、概述

产褥期妇女精神疾病的发病率明显高于妇女的其他时期,尤其以产褥期抑郁症较常见。1968年Pitt首次提出产后抑郁症的概念,他描述产后抑郁症是分娩后不典型抑郁,病程较产后忧郁长,出现较晚,但严重程度不及产后精神病的情感性障碍,属于神经症性抑郁,但有别于常说的精神病。目前国内外学者普遍认为产后抑郁症多在产后2周发病,4～6周症状明显,一般在产后6个月开始症状逐渐缓解,预后良好,约2/3患者可在一年内康复,如再次妊娠则有50％的复发率。产妇的抑郁发病率是非孕妇的抑郁发病率的200倍。50％～75％的女性都随着孩子的出生经历过一段产后忧郁。1987年英国学者J.Cox教授EPDS产后抑郁问卷,平均产后抑郁症发病率达到15.01％。

二、诊断

(一)临床表现

多在产后2周内发病,产后4～6周症状明显。产妇主要表现为:心情压抑、沮丧、感情淡漠、不愿与人交流、甚至与丈夫也会产生隔阂。有的产妇还可表现为对生活、对家庭缺乏信心、主动性下降,流露出对生活的厌倦,平时对事物反应迟钝、注意力不易集中,食欲、性欲明显减退。产褥期抑郁症患者亦可伴有头晕、头痛、胃部不适、心率加快、呼吸增加、便秘等症状,有的产妇有思维障碍、迫害妄想，甚至出现伤婴或自杀行为。其过程为产后前 3 天，可无明显症状——潜伏期；产后第 10 天出现产后心境低落的前兆症状：失眠、烦躁、疲劳但不能安心休息、情绪不稳定、莫名哭泣；之后出现产后抑郁症表现：精神压抑感、兴趣丧失、害羞、不愿见人、人际关系协调障碍，头痛、胃部烧灼感；当出现对婴儿健康过分关注，自以为照顾不周而自责，对婴儿回避，产生幻觉以为婴儿已死或有缺陷，甚至有弑夫杀婴的行为提示有重症抑郁。

(二)诊断标准

本病至今尚无统一的诊断标准。

多采用美国精神病学会 1994 年制订的产褥期抑郁症的诊断标准。

在产后 4 周内出现下列 5 条或 5 条以上的症状，必须具备前两条：一是情绪抑郁。二是对全部或多数活动明显缺乏兴趣或愉悦感。三是体重显著下降或增加。四是失眠或睡眠过度。五是精神运动性兴奋或阻滞。六是疲劳或乏力。七是遇事皆感毫无意义或有自罪感。八是思维能力减退或注意力涣散。九是反复出现死亡想法。

在产后 4 周内发病对产褥期抑郁症的诊断，许多指标具有一定的主观性，因此目前的诊断多以 Cox 等设立的 Edinburgh 产后抑郁量表(EPDS)为标准。包括 10 项内容，于产后 6 周进行调查。每项内容分 4 级评分(0～3 分)，总分相加≥13 分者可诊断为产褥期抑郁症。

三、治疗纵观

据统计，我国有 50%～70%的初产妇在产后变得情绪低落、容易焦虑、注意力难以集中、健忘、悲伤、失眠、对婴儿过于担心，严重者可出现抑郁症。但是这种变化容易被周围的人忽视，甚至丈夫、亲人。以往，产后抑郁症并不为人们所重视，认为这仅是一般的表现，很快即会好转。随着心理医学，产妇心理卫生健康以及产科学等学科的发展，产后抑郁症作为疾病被愈来愈重视。它所造成的危害如产妇自身的负性心理，伤及婴儿及他人，对家庭及社会造成的不良影响被更多地关注。针对产后抑郁症的发生，其预防及治疗也被更广泛地研究。

其治疗与一般抑郁症无显著差异，产后抑郁症的治疗包括心理和药物治疗。心理治疗此项治疗很有必要，能增强患者的自信心，提高患者的自我价值感。同时，医师可以根据患者的个性特征、心理状态和发病原因，给予个体化的心理疏导，解除心理致病因素。药物治疗通常选用抗抑郁症的药物。约 70%的患者可在 1 年内治愈。

四、治疗措施

(一)治疗原则

预防为主，治疗包括心理治疗和药物治疗。

(二)预防

产褥期抑郁症的发生，受到许多社会因素、心理因素及妊娠因素的影响。因此，加强对孕妇的精神关怀，了解孕妇的生理特点和性格特点，运用医学心理学、社会学知识，及时解除治病的心理因素、社会因素，在孕期和分娩过程中，多给一点关心、爱护，对于预防产褥期抑郁症具有积极意义。

加强围生期保健，利用孕妇学校等多种渠道普及有关妊娠、分娩常识，减轻孕妇对妊娠、分娩的紧张、恐惧心情，完善自我保健。对有精神疾患家族史的孕妇，应定期密切观察，避免一切不良刺激，给予更多的关爱、指导。在分娩过程中，医护人员要充满爱心和耐心，尤其对产程长、精神压力大的产妇，更需要耐心解释分娩过程。对于有不良分娩史、死胎、畸形胎儿的产妇，应向她们说明产生的原因，用友善、亲切、温和的语言，给予她们更多的关心，鼓励她们增加自信心。

(三)治疗

1.心理治疗

心理治疗对产褥期抑郁症非常重要。通过心理治疗增强患者的自信心，对产妇给以关心和无微不至的照顾，尽量调整好家庭成员之间的各种关系，指导其养成良好的睡眠习惯，对产后抑郁症患者的康复是非常有利的。目标：增强患者的自信心，提高患者的自我价值意识。根据患者的个性特征、心理状态、发病原因给予个体化的心理辅导，解除致病的心理因素。

2.药物治疗

哺乳期妇女使用药物应慎重，选用的抗抑郁症药物以不进入乳汁为佳。常用药物有：

(1)氟西汀：选择性抑制中枢神经系统5－羟色胺的再摄取，延长和增加5－羟色胺的作用，从而产生抗抑郁作用，每日20mg，分1～2次口服，根据病情可增加至每日80mg。

(2)帕罗西汀：通过阻止5－羟色胺的再吸收而提高神经突触间隙内5－羟色胺的浓度，从而产生抗抑郁的作用。每日20mg，1次口服，连续用药3周后，根据病情增减剂量，1次增减10mg，间隔不得少于1周。

(3)舍曲林：作用机制同帕罗西汀，每日50mg，1次口服，数周后增加至每日100～200mg。

(4)阿米替林：为常用的三环类抗抑郁药，每日50mg，分2次口服，渐增至每日150～300mg，分2～3次服用。维持量每日50～150mg。

参考文献

[1]刘芳.实用产科疾病诊断与治疗[M].北京:科学技术文献出版社,2022.
[2]吕满义.临床妇产科诊疗学[M].武汉:湖北科学技术出版社,2021.
[3]苏翠红.妇产科常见病诊断与治疗要点[M].北京:中国纺织出版社有限公司,2021.
[4]于海伦,等.现代临床产科诊疗学[M].武汉:湖北科学技术出版社,2022.
[5]王建六.妇产科诊疗常规[M].北京:中国医药科技出版社,2021.
[6]李敏,等.妇产科疾病诊疗与现代生殖技术[M].天津:天津科学技术出版社,2021.
[7]董莉丽,等.妇产科疾病临床诊断与治疗[M].南昌:江西科学技术出版社,2021.
[8]汪期明.妇产科疾病诊疗精粹[M].武汉:湖北科学技术出版社,2021.
[9]张爱新.临床产科疾病诊断与治疗[M].天津:天津科学技术出版社,2020.
[10]李佳琳.妇产科疾病诊治要点[M].北京:中国纺织出版社有限公司,2021.
[11]王春延,等.妇产科综合诊断与治疗[M].沈阳:沈阳出版社,2021.
[12]马美英,等.实用妇产科理论与治疗实践[M].北京:科学技术文献出版社,2021.
[13]祁芬莲.临床妇产科疾病诊治技术与实践[M].武汉:湖北科学技术出版社,2021.
[14]黄娟娟.产科诊疗思维与临床实践[M].西安:西安交通大学出版社,2020.
[15]李引弟.临床产科疾病诊断与治疗方案[M].西安:西安交通大学出版社,2020.